足裏の痛みしびれ

腰・坐骨神経・血管・筋肉の異常で多発

足腰の名医11人が教える最高の治し方大全

文響社

症状チェックシート

足裏の痛み・しびれ・違和感を感じる部位はどこですか？

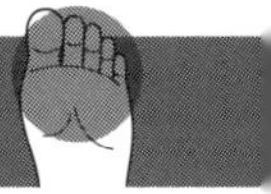

指

主に足裏の指側（前足部）の痛みやしびれ

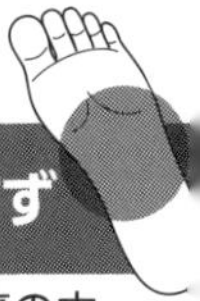

土踏まず

主に足裏の中央部の痛みやしびれ

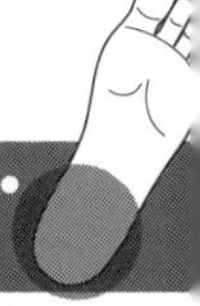

かかと・足首

主に足裏のかかと側（後足部）または足首の痛みやしびれ

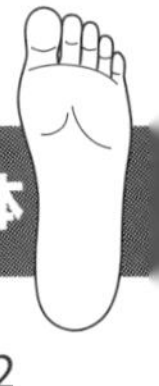

足裏全体

症状

- 足指のつけ根の痛みやしびれ
  - 特に親指（親指が小指側に曲がっている）→ 外反母趾 92ページ／強剛母趾 110ページ／種子骨障害 114ページ
  - 特に中指、薬指、人さし指（中指と薬指、人さし指と中指のつけ根が痛む）→ モートン病 101ページ
- 内くるぶしの下を押したりたたいたりすると痛みやしびれが強まる → 足根管症候群 130ページ
- 前足部の皮膚が硬くなっている → タコ ウオノメ 120ページ
- 爪先立ちをすると内くるぶしの下が痛む → 成人期扁平足 106ページ
- 土踏まずにしこりがある → 足底線維腫 117ページ
- 特に歩きはじめに痛み歩いているうちに軽減する → 足底腱膜炎 86ページ

●チャートの内容はあくまで目安です。確定診断は病医院でお受けください。

足裏の痛み しびれの原因が見つかる

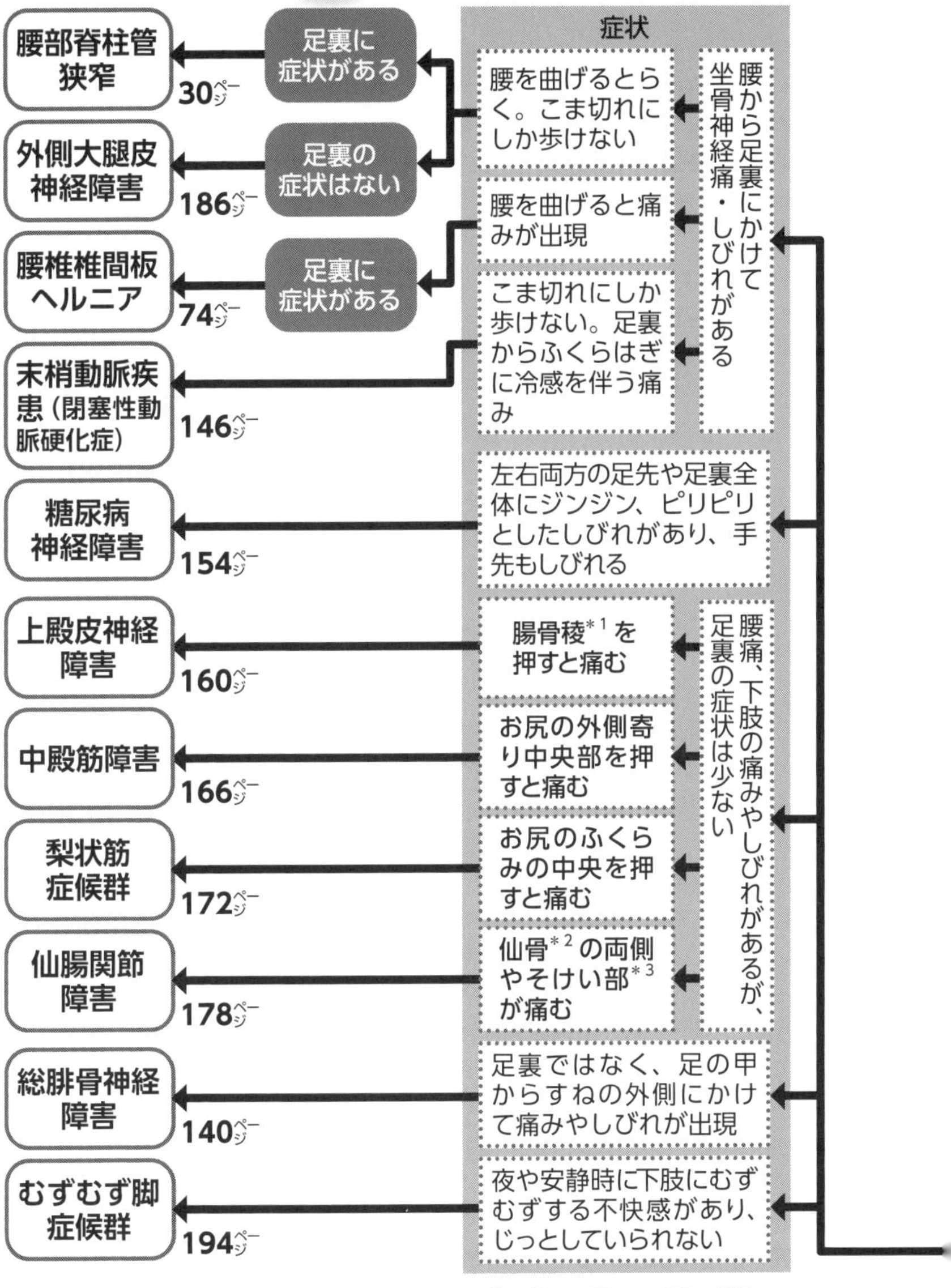
症状
腰から足裏にかけて坐骨神経痛・しびれがある
腰を曲げるとらく。こま切れにしか歩けない
足裏に症状がある
腰部脊柱管狭窄
30ページ
足裏の症状はない
外側大腿皮神経障害
186ページ
腰を曲げると痛みが出現
足裏に症状がある
腰椎椎間板ヘルニア
74ページ
こま切れにしか歩けない。足裏からふくらはぎに冷感を伴う痛み
末梢動脈疾患（閉塞性動脈硬化症）
146ページ
左右両方の足先や足裏全体にジンジン、ピリピリとしたしびれがあり、手先もしびれる
糖尿病神経障害
154ページ
腰痛、下肢の痛みやしびれがあるが、足裏の症状は少ない
腸骨稜*1を押すと痛む
上殿皮神経障害
160ページ
お尻の外側寄り中央部を押すと痛む
中殿筋障害
166ページ
お尻のふくらみの中央を押すと痛む
梨状筋症候群
172ページ
仙骨*2の両側やそけい部*3が痛む
仙腸関節障害
178ページ
足裏ではなく、足の甲からすねの外側にかけて痛みやしびれが出現
総腓骨神経障害
140ページ
夜や安静時に下肢にむずむずする不快感があり、じっとしていられない
むずむず脚症候群
194ページ

＊1 骨盤上縁の部分　＊2 お尻中央の平らな骨　＊3 体の前面の足のつけ根の部分

はじめに

「歩いて着地するたびに、足裏にズキズキと激痛が走る」「足裏がジンジンしびれてうまく歩けない」「足裏に薄紙を貼《は》ったような違和感が消えない」「平らな道を歩いているのに、まるで砂利道を歩いているよう」「足に力が入らずよくつまずく」「地面を踏みしめる感覚がなく、歩くのが不安」……。

足裏には、とらえどころのない痛み・しびれ・違和感・不快感がよく発生します。そして現在、これらの症状が慢性化し、なかなか治らない人が増えています。いうまでもなく、足裏に痛み・しびれがあれば、歩行や立ち仕事がままならなくなり、日常生活に大きな支障をきたします。通勤が大変になり、買い物に出かけられなくなり、家にこもりがちになってきます。それだけならまだしも、腰椎《ようつい》（背骨の腰の部分）の手術を思い切って受けたにもかかわらず、足裏のしびれがいっこうに消えないと嘆く患者さんも少なくありません。こうして症状が慢性化すれば、足腰の衰えが急速に進み、家事もできなくなり、家でゴロゴロして過ごすことが多くなります。これを放置すると、足腰がさらに弱って立ち歩くのがしだいに困難になり、最終的には寝たきりさえ招きかねません。足裏の痛み・しびれは、早めに対処するのが肝心です。

ところで、足裏の痛み・しびれは、ごくありふれた症状なのに、なぜここまで治りにくいのでしょうか。そこには、さまざまな理由があります。

一番の理由は、足裏の痛み・しびれは、腰椎や足部の変形、坐骨《ざこつ》神経の損傷、血流の停滞や筋肉の硬直など、原因が多岐にわたるだけでなく、こうした複数の原因が重なり合って起こる場合が多いせいでしょう。1ヵ所の治療に成功しても、別の原因が解消されなければ、症状はよくならないのです。

また、足裏は、心臓から最も遠い位置にあるため血流や水分の循環が滞りがちであることもあげられます。さらに、足裏は、体の末端にあるため神経の修復に時間を要し、痛み・しびれが消えにくいのです。

では、私たちはどう対処すればいいのでしょうか。答えは一つ。多くの原因の中から原因を見極め、それに応じた適切な治療やセルフケアを施すことしかありません。そこで、本書では、整形外科にとどまらず、脳神経外科や血管外科、皮膚科など各分野の専門医がその最新の知見を解説しています。一人でも多くの人が、この不快な症状の本当の原因を見つけて適切に対処することで、積年の悩みの解決につながることを願っています。

福島県健康医療対策監　福島県立医科大学前理事長兼学長　菊地臣一

解説者紹介

※掲載順

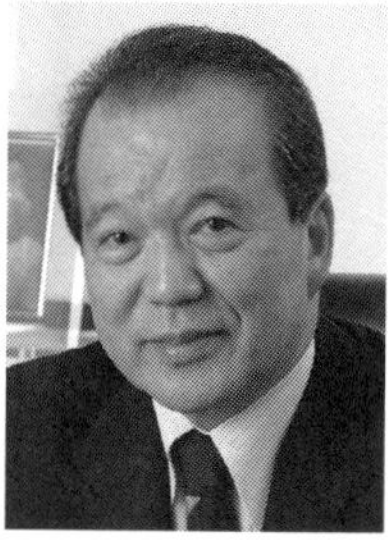

福島県健康医療対策監
一般財団法人脳神経疾患研究所常任顧問
福島県立医科大学前理事長兼学長

菊《きく》地《ち》臣《しん》一《いち》先生

福島県立医科大学整形外科教授に就任後、権威ある脊椎専門の医学誌『Spine(スパイン)』副編集長、国際腰椎学会（ISSLS）会長、日本腰痛学会理事、日本脊椎脊髄病学会理事長などの要職を歴任。公立大学法人福島県立医科大学理事長兼学長を、3期9年にわたり務めた。専門は脊椎・脊髄外科で、腰痛の研究をライフワークとしている。

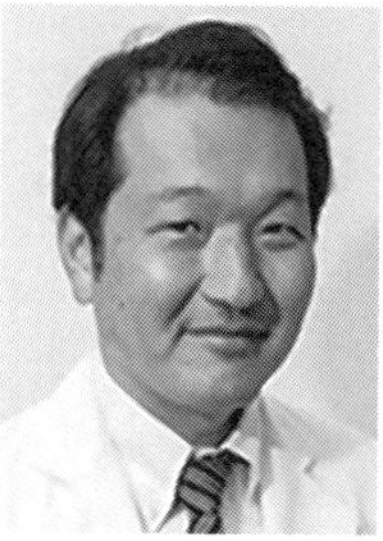

慶應義塾大学医学部整形外科准教授

渡《わた》辺《なべ》航《こお》太《た》先生

慶應義塾大学医学部を卒業後、同大学整形外科に入局。米国ワシントン大学整形外科に留学後、慶應義塾大学医学部講師を経て現職。日本整形外科学会専門医・脊椎脊髄病外科指導医、日本脊椎インストゥルメンテーション学会評議員、日本側弯症学会理事、日本脊椎脊髄病学会評議員を務める。

解説者紹介

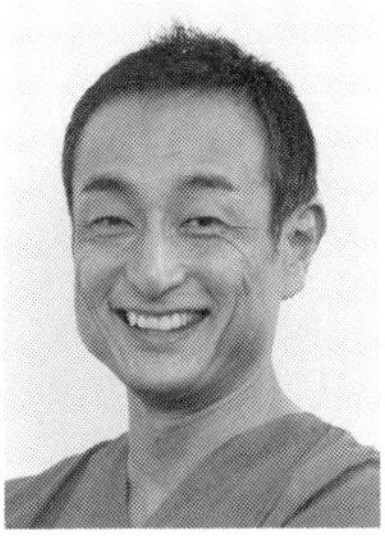

アレックス脊椎クリニック院長

吉《よし》原《はら》　潔《きよし》先生

帝京大学溝口病院整形外科講師、三軒茶屋第一病院整形外科部長を経て、現職。日本整形外科学会専門医、日本整形外科学会脊椎脊髄病医、内視鏡下手術・技術認定医、日本脊椎脊髄病学会指導医、日本内視鏡外科学会技術認定医、スポーツドクター。脊椎内視鏡手術のスペシャリスト。手術件数は 4000 例を超える。

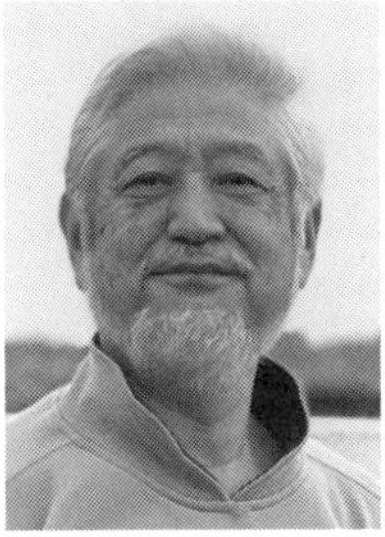

獨協医科大学埼玉医療センター第一整形外科
主任教授
日本足の外科学会理事長

大《おお》関《ぜき》　覚《さとる》先生

北海道大学医学部を卒業後、獨協医科大学越谷病院整形外科講師、同助教授、同主任教授を経て、獨協医科大学埼玉医療センター第一整形外科主任教授。2015 年から日本足の外科学会理事長を務める。基礎研究を臨床に応用し、今の治療よりさらによい治療をめざすことを重要な責務としている。

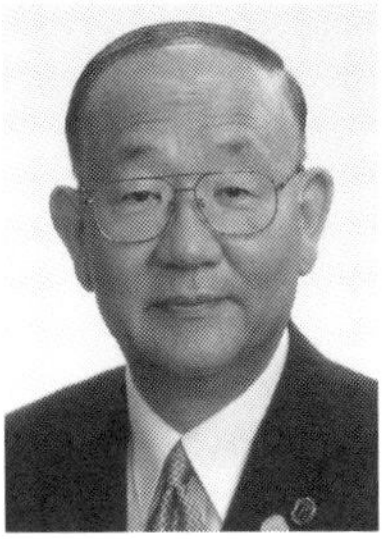

奈良県立医科大学整形外科教授
奈良県立医科大学リウマチセンターセンター長

田《た》中《なか》康《やす》仁《ひと》先生

奈良県立医科大学卒業後、同大学附属病院整形外科臨床研修医、東大阪市立中央病院整形外科医員、奈良県医科大学附属病院整形外科医員、同講師。2009 年から奈良県立医科大学整形外科教授、2011 年から奈良県立医科大学リウマチセンターセンター長を務める。足の外科、足の病気のエキスパートとして知られる。

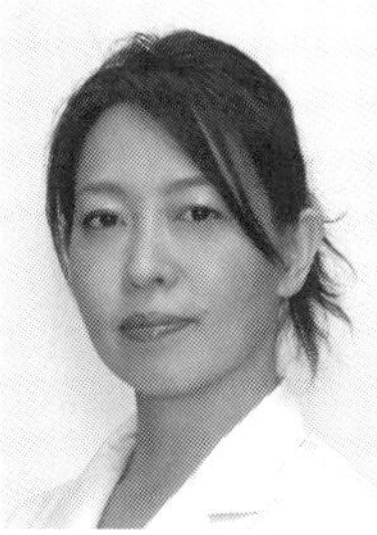

済生会川口総合病院皮膚科主任部長
東京医科歯科大学大学院皮膚科学特任准教授

高山《たかやま》かおる先生

山形大学医学部卒業後、東京医科歯科大学医学系研究科博士課程修了。同大学准教授を経て大学院生体環境応答学講座皮膚科学特任准教授、済生会川口総合病院皮膚科主任部長。「0歳から足の健康をまもり、100歳まで自分の足で歩ける」社会の実現を目標に一般社団法人足育研究会を設立、代表理事を務める。専門は足爪の皮膚疾患と下肢機能。

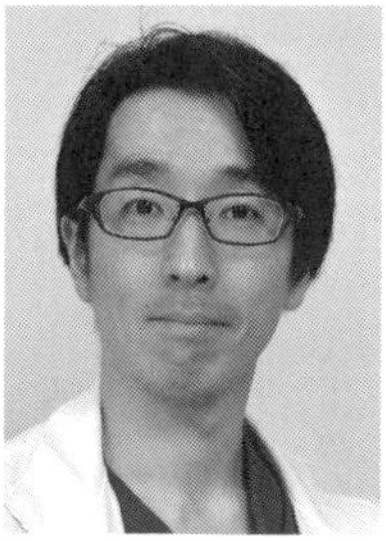

日本医科大学付属病院脳神経外科講師

岩本直高《いわもとなおたか》先生

日本医科大学医学部卒業後、同大学脳神経外科助教、釧路労災病院脳神経外科、帝京大学医学部脳神経外科学講座講師を経て、2019 年から現職。専門分野は脊椎脊髄疾患、末梢神経疾患、脊椎脊髄外科手術、末梢神経外科手術。脳から脊髄、末梢神経領域まで、わかりやすく適切な診療を心がけている。

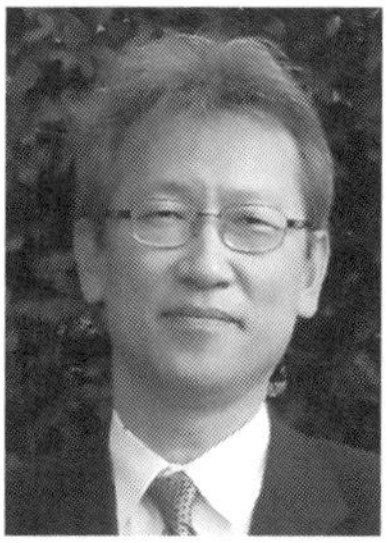

国際医療福祉大学医学部血管外科教授
三田病院血管外科
日本血管外科学会理事

重松邦広《しげまつくにひろ》先生

東京大学卒業、同大学医学部附属病院血管外科文部教官助手、ワシントン大学シニアフェロー、東京大学医学部附属病院血管外科特任講師、同血管外科講師などを経て、2015 年から現職。専門は血管外科学、特に大動脈瘤や閉塞性動脈硬化症、下肢静脈瘤など血管疾患の外科的治療のエキスパートである。

解説者紹介

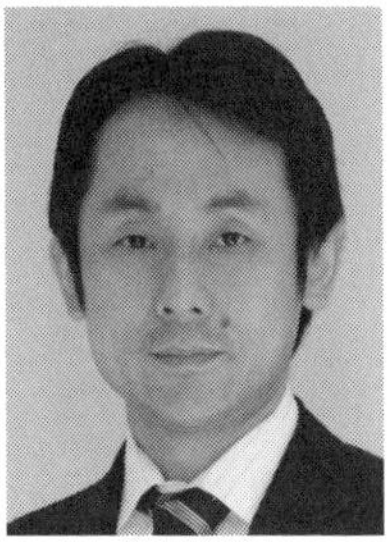

日本医科大学千葉北総病院脳神経センター准教授
日本脊髄外科学会理事

金《きん》　景《きよん》成《そん》先生

日本医科大学医学部卒業、同大学大学院卒業。同大学多摩永山病院脳神経外科助教、虎の門病院、日本医科大学千葉北総病院脳神経外科助教、釧路労災病院脳神経外科副部長、日本医科大学千葉北総病院脳神経外科講師などを経て、スイス・バーゼル大学脊椎手術外科留学、2017 年から現職。専門は脊椎脊髄疾患、末梢神経疾患。

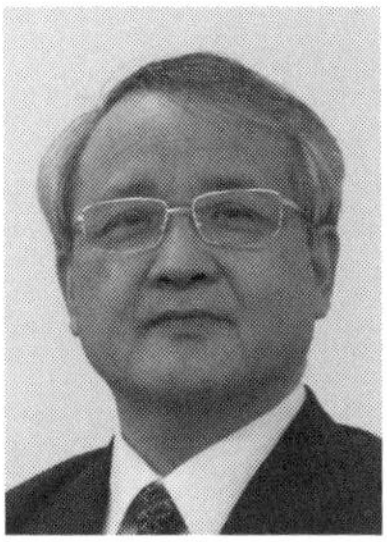

JCHO 仙台病院院長
日本仙腸関節研究会代表幹事

村《むら》上《かみ》栄《えい》一《いち》先生

東北大学医学部卒業後、同大学整形外科、総合水沢病院、岩手県立高田病院整形外科科長、東北大学附属病院助手、釜石市民病院副院長、仙台社会保険病院副院長を経て、2010 年 JCHO 仙台病院腰痛･仙腸関節センター長兼任。2019 年から現職。仙腸関節診療の進歩と向上を図るため日本仙腸関節研究会を発足させ、代表を務める。

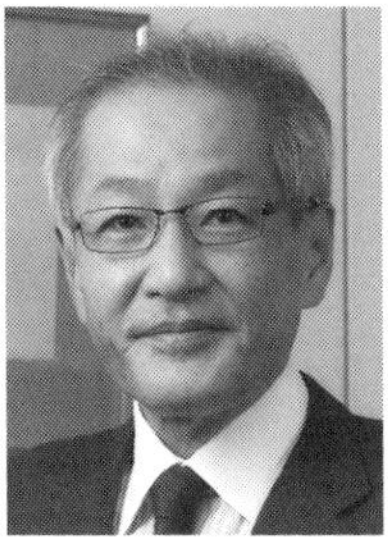

東京医科大学睡眠学講座教授
睡眠総合ケアクリニック代々木理事長
日本睡眠学会特任副理事長（国際担当）
日本薬物脳波学会理事

井上《いのうえ》雄《ゆう》一《いち》先生

東京医科大学卒業、鳥取大学大学院、同大学医学部神経精神医学助手、同講師、順天堂大学医学部精神医学講師を経て、代々木睡眠クリニック院長、東京医科大学睡眠学講座教授。専門は睡眠時無呼吸症候群、不眠症など睡眠障害全般、睡眠学、自律神経学、臨床精神薬理学。睡眠障害に多方面から取り組む睡眠治療のエキスパートとして知られる。

目次

第1章

症状・原因についての疑問7

Q1 足裏の痛み・しびれで悩む人が増えているそうですが、なぜですか？

足裏の痛み・しびれで悩む人が増えているのは、日本人の高齢化が急速に進んでいることが一因と考えられます。

人間の体は、40歳を過ぎたころからしだいに衰えてきます。加齢とともに筋肉量が減少し、体を支える背骨や関節に多くの負担がかかるようになります。すると、骨や関節が変形したり、靱帯《じんたい》（骨と骨をつなぐ丈夫な線維組織）や軟骨が変性したりして、周囲の神経を刺激し、痛みやしびれが生じるようになるのです。

同時に、血管や内臓も徐々に衰えてきます。動脈硬化などにより血流が減少して内臓に新鮮な酸素と栄養が十分に送り届けられなくなると、内臓の機能が低下して、病気を引き起こすことがあります。これらの血管や内臓の病気が、痛みやしびれの原因になることもあります。

私が2012年に麻酔科の医師とともに行った「わが国における慢性疼痛《とうつう》および神経障害性疼痛に関する大規模実態調査」では、慢性の痛みを抱えている人は全国で推

足裏の痛み・しびれの原因はさまざま

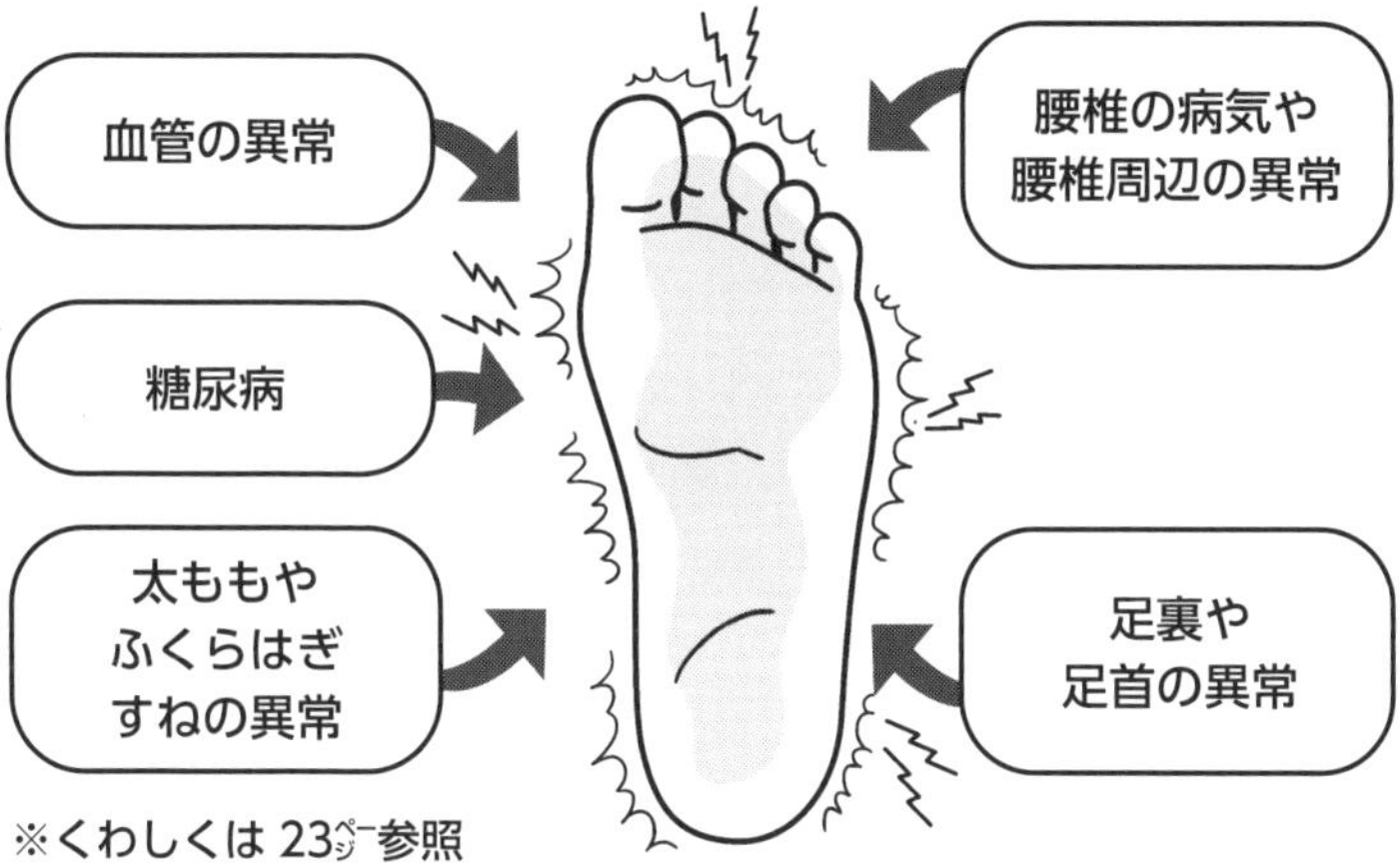

※くわしくは23ページ参照

定2700万人に及び、高齢になるにつれて有症率も上昇することがわかりました。

　特に足裏は、立っているときに**全身の体重を一手に受け止める部位**であり、血液を送り出す心臓から最も遠くに位置するため、**血流が停滞しやすい部位**でもあります。そして、人体で最も長く太い神経である**坐《ざ》骨《こつ》神経の終着点**となっています。

　こうした点から、足裏は、全身の中でも特に大きな負担を受けやすく、老化しやすい部位、つまり**痛みやしびれがとりわけ多発しやすい部位**といえるでしょう。

　日本人の寿命が延び、今後、高齢化がさらに進むにつれて、足裏の痛み・しびれで悩む人もさらに増加すると考えられます。

（菊地臣一）

Q2 足裏の痛み・しびれはどんな原因で起こりますか?

足裏の痛み・しびれの原因として、まず疑われるのが、腰椎《ようつい》（背骨の腰の部分）の異常により腰からお尻《しり》、太もも、ふくらはぎ、足裏にかけて痛みやしびれが生じる腰部脊柱管狭窄《せきちゅうかんきょうさく》や腰椎椎間板ヘルニアです。足裏の腱《けん》の炎症や骨の変形など、足裏そのものの異常が、痛みやしびれの原因になることも少なくありません。

足首やすね、腰椎周辺、太ももの神経や筋肉、関節の異常が足裏の痛み・しびれを引き起こしていることもあります。**末梢動脈疾患《まっしょうどうみゃくしっかん》（閉塞《へいそく》性動脈硬化症）**や**糖尿病神経障害**など、血管や膵臓《すい》の機能低下が、痛みやしびれの原因になることもあります。

このほか、ごくまれに、脊髄腫瘍《せきずいしゅよう》、心臓・腎《じん》臓・肝臓などの内臓疾患、腹部大動脈瘤《りゅう》・解離、がん、婦人科疾患、骨盤骨折、泌尿《ひにょう》器疾患、膵炎、帯状疱疹《たいじょうほうしん》といった病気でも、足裏に痛みやしびれが現れることがあります。

このように、足裏の痛みやしびれを招く原因にはさまざまなものがあります。**まずは病医院を受診して、原因の特定に努めるべきでしょう。**

（菊地臣一）

足裏に痛み・しびれを引き起こす主な病気・障害

原因部位	病　名	症　　状	解説ページ
腰椎	**腰部脊柱管狭窄**	腰から下肢に痛み・しびれが現れ、腰を反らすと症状が悪化することが多い。	30ページ〜
	腰椎椎間板ヘルニア	腰から下肢に痛み・しびれが現れ、腰を曲げると症状が悪化することが多い。	74ページ〜
足裏	**足底腱膜炎**	朝起きてから立ち上がったときや、歩きはじめの1歩めで激しく痛む。	86ページ〜
	外反母趾	歩行時に出っぱった骨が靴に当たると、足の第１趾や第２趾、第３趾に痛みを感じる。	92ページ〜
	モートン病	足の第３趾と第４趾の間に、痛み・しびれを感じる。	101ページ〜
	扁平足	長時間の歩行で足が疲れやすくなり、足裏に痛みが現れる。	106ページ〜
	強剛母趾	足の親指のつけ根が発作的に痛くなる。痛風と間違えられることもある。	110ページ〜
	種子骨障害	歩くと足の親指のつけ根に痛みが生じ、特にかかとの高い靴の着用で悪化する。	114ページ〜
	足底線維腫	足の裏にしこりが生じ、歩いたり押さえたりすると痛みが出る。	117ページ〜
	タコ・ウオノメ	進行すると、歩いたり軽く触れたりするだけで鋭い痛みを感じるようになる。	120ページ〜
足首	**足根管症候群**	歩行時や特定の靴の着用時に、かかとを除く足裏にチクチクする痛みや灼熱感が現れる。	130ページ〜
すね	**総腓骨神経障害**	すねの外側から足の甲にかけて、しびれが現れたり、感覚が鈍くなったりする。	140ページ〜
血管	**末梢動脈疾患（閉塞性動脈硬化症）**	足指や足裏の痛みや冷感、間欠跛行が現れる。進行すると安静時にも痛む。	146ページ〜
膵臓	**糖尿病神経障害**	足指や足裏にピリピリ、ジンジンとした痛みやしびれ、感覚鈍麻が現れる。	154ページ〜
腰椎周辺	**上殿皮神経障害**	しゃがむときや座位の持続でお尻に痛みが生じるが、下肢に広がることもある。	160ページ〜
	中殿筋障害	主な症状は歩行時や体動時のお尻の痛みだが、間欠跛行が現れることもある。	166ページ〜
	梨状筋症候群	腰から下肢に痛み・しびれが現れる坐骨神経症状が特徴。	172ページ〜
	仙腸関節障害	腰やお尻、下肢に痛みが現れ、足裏に痛み・しびれが見られることもある。	178ページ〜
太ももの外側	**外側大腿皮神経障害**	主な症状は、大腿骨外側の痛み・しびれだが、間欠跛行が現れることもある。	186ページ〜
下肢全体	**むずむず脚症候群**	就寝時などに、足にむずむずする不快な感覚が生じ、足を動かすと治まる。	194ページ〜

Q3 原因は1つだけとは限りませんか？2つ3つ重なることはありますか？

足裏の痛みやしびれを引き起こす病気や障害にはさまざまな種類があり（23ジペー参照）、また、原因となる病気は、必ずしも1つとは限りません。

例えば、もともとは扁平足《へんぺい》が原因で、足裏の痛み・しびれを感じていた人が、高齢になって背骨の中の神経の通り道（脊柱管《せきちゅうかん》）が狭くなり、腰部脊柱管狭窄《きょうさく》になることがあります。この病態では、お尻《しり》や太もも、ふくらはぎ、足裏に痛みやしびれが生じる「坐骨《ざこつ》神経痛」の症状が多発します。また、脊柱管狭窄の手術を受けたあとも足裏にしびれが残っていた患者さんをよく調べたら梨状筋《りじょうきん》症候群が見つかり、その治療を受けたところ足裏のしびれが解消することもよくあります。

このように、足裏の痛み・しびれでは、全く別の原因が重なって起こることもあれば、1つの病気が呼び水となって2つ3つと重なることもあります。原因となっている病気を特定し、それぞれに対して適切な治療やケアを行っていく必要があります。

（菊地臣一）

Q4 足裏の痛み・しびれを早く改善させる方法はありますか？

足裏の痛み・しびれがあると、歩いたり立ちつづけたりするのがつらく感じるものです。患者さんの中には、出歩く機会が極端に減って、家に引きこもってしまう人もいます。人との会話が減り、生活の楽しみも奪われてしまうので、誰もが一刻も早く治したいと願うことでしょう。しかし、焦りは禁物です。病医院での治療を受け、指導された生活を心がけることが、結局は、最も早く完治にたどり着く王道です。

病医院で行われる治療には、手術以外の治療法（保存療法）として、鎮痛薬などの薬を服用する「薬物療法」、運動により筋力や柔軟性を回復させる「運動療法」、コルセットなどを装着する「装具療法」など、さまざまなものがあります。

処方された薬をきちんと服用し、運動を指導された場合には、毎日欠かさず行うようにしてください。また、**原因となっている病気についての理解を深め、適したセルフケアを行えば、さらに早い改善が期待できます。**本やインターネットで調べるほか、担当医にセルフケアの方法を相談するのもいいでしょう。

（菊地臣一）

Q5 そもそも「痛み」とはなんですか？ なぜ起こるのですか？

痛みを原因別に分類すると、大きく3つに分けられます。

1つめが「侵害受容性疼痛《とうつう》」で、体の組織が障害されると、末梢《まっしょう》神経にある「侵害受容器」という器官がそれを感知し、脳に痛みの信号を伝えます。切り傷や骨折、打《だ》撲《ぼく》、ヤケドなどのほか、炎症、変形性関節症、手術後の痛みも侵害受容性疼痛に分類されます。多くは急性ですが、原因が取り除けない場合には、慢性化することがあるため要注意です。

2つめが、「神経障害性疼痛」です。なんらかの原因により神経が障害されて起こる痛みで、腰部脊柱管狭窄《せきちゅうかんきょうさく》や腰椎《ようつい》椎間板ヘルニア、糖尿病神経障害、帯状疱疹《たいじょうほうしん》が治ったあとの神経痛などが該当します。これらの痛みは慢性化しやすく、治りにくいケースが多く見られます。

このほか、3つめとして、神経や体そのものは障害されていないのに、心理的な影響により痛みを感じる「機能性疼痛」があります。

（菊地臣一）

Q6 そもそも「しびれ」とはなんですか？なぜ起こるのですか？

「しびれ」とひと口にいっても、人によって症状はさまざまです。「冷たさや熱さを感じにくい」「触った感じがわからない」といった感覚鈍麻《どんま》をしびれと表現することもあれば、「ピリピリする」「針で刺される感じ」「灼熱感《しゃくねつかん》（焼けるような痛み）」のような感覚異常を意味することもあります。このように、しびれは、体の感覚をつかさどる知覚神経（末梢《まっしょう》神経の一つ）から、脊髄《せきずい》を経由して大脳に至る「感覚の経路」のどこかで障害が起きたことを示すサインといえます。

例えば、感覚の経路のおおもとである脳が、脳梗塞《こうそく》や脳出血などで障害された場合には、後遺症として顔面や手足にしびれが残ることがあります。末梢神経である坐骨《ざこつ》神経の障害では、腰部脊柱管狭窄《せきちゅうかんきょうさく》や腰椎《ようつい》椎間板ヘルニアの症状として、腰からお尻《しり》、下肢《かし》にかけて、しびれが現れることが知られています。

このほか、足根管《そくこんかん》症候群、帯状疱疹《たいじょうほうしん》、糖尿病などで足の末梢神経が障害されると、足裏にしびれが現れることがあります。

（菊地臣一）

Q7 痛みとしびれは、いったい何が違うのですか？

実は、痛みとしびれに明確な境界線を引くことは簡単ではありません。人によっては、しびれが強くなると、痛みに近い感覚としてとらえることもあります。実際に、26ページで説明した神経障害性疼痛《とうつう》では、「ジンジン、ビリビリする」「電気が走るような」と、しびれを表す言葉で表現される傾向にあるのです。

痛みとしびれの原因

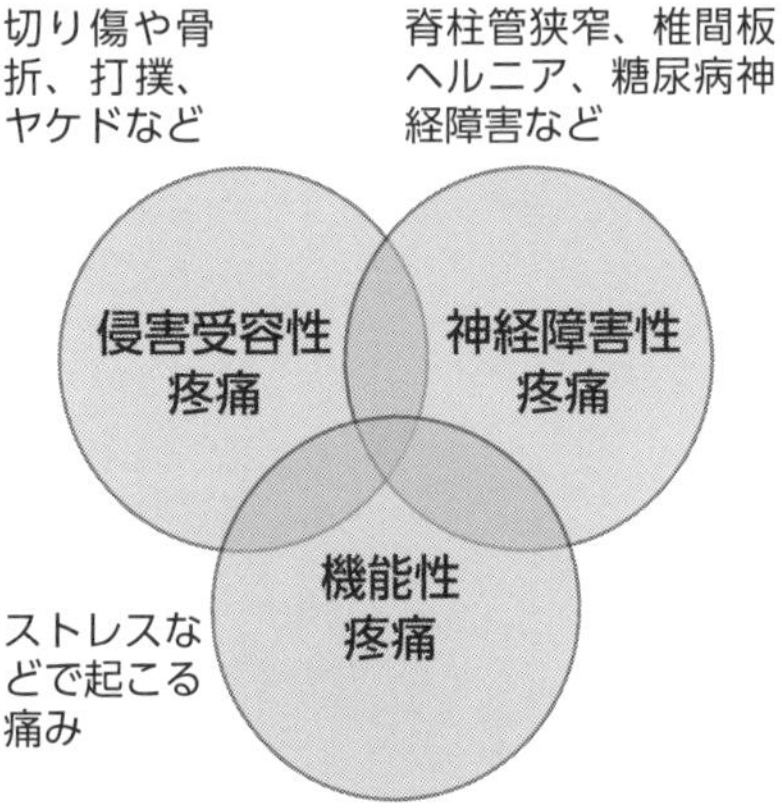

また、個人によっても痛みやしびれの感じ方や、表現のしかたは大きく異なります。そのため、多くの医師は、痛みとしびれを厳密に分類することよりも、その原因を特定することを重視します。診察を受けるさいは、ただ「痛む」「しびれる」と伝えるのではなく、どのように痛むのか、どのようにしびれるのかを具体的に医師に伝えると、原因の特定に役立つでしょう。

（菊地臣一）

第2章

脊柱管狭窄症からくる足裏の痛み・しびれについての疑問25

Q8 足裏のしびれに悩んで受診したら「腰部脊柱管狭窄」との診断。どんな病気ですか？

私たちの背骨の中には、「脊柱管《せきちゅうかん》」と呼ばれる縦に連なる空洞があります。その中を、脳からつながる中枢《ちゅうすう》神経である「脊髄《せきずい》」が第一腰椎《ようつい》（腰椎とは、背骨の腰の部分）の高さまで通っており、そこから下は、末梢《まっしょう》神経の束である馬尾《ばび》という神経へと続いています。さらに、脊髄や馬尾からは、「神経根」と呼ばれる末梢神経が左右に一対ずつ枝分かれしています。

加齢などにより背骨が変形・変性して脊柱管が狭くなり、脊柱管の中を通る神経が圧迫されると、腰や下肢《かし》に痛みやしびれが現れることがあります。特に、腰椎の脊柱管が狭くなって症状が現れることを、「腰部脊柱管狭窄《きょうさく》」といいます（脊柱管狭窄症ともいう）。背骨の最も下部に位置する腰椎は、上半身の重みが集中してかかるため、負担が大きくて傷みやすいのです。

脊柱管が狭まる要因には、①椎間板を形作る線維輪《りん》という軟骨組織が傷んで、中にある髄核《ずいかく》という組織が後ろにずれたり膨らんだりする「椎間板の変性膨隆《ぼうりゅう》」、②脊柱

脊柱管を狭める４大要因

■横から見た図

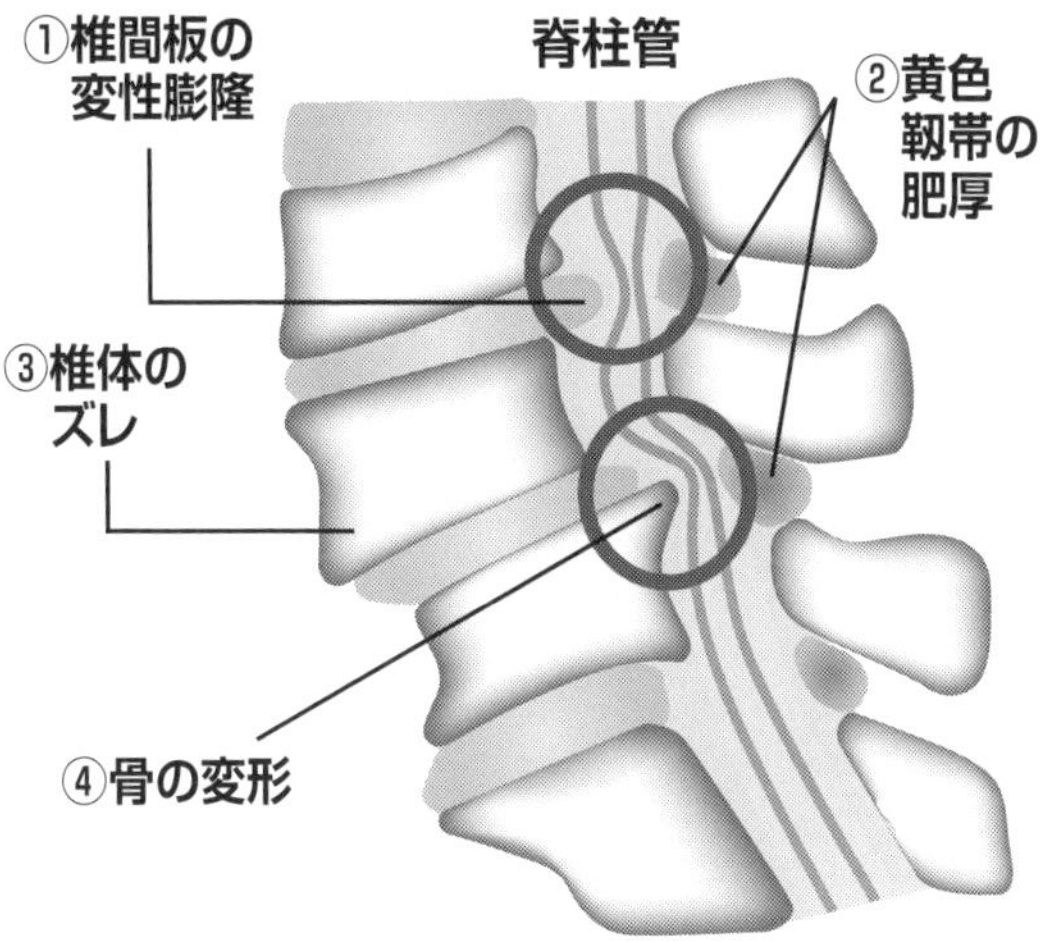

○印の中が狭窄している部分

管の中の靱帯《じんたい》がたわんで厚くなる「黄色靱帯の肥厚《ひこう》」、③背骨を構成している椎体《ついたい》と椎体が前後にずれてしまう「椎体のズレ」、④椎体のフチにトゲのような出っぱりが生じる「骨の変形（骨棘《こつきょく》の形成）」などがあります。いずれも、腰椎や周辺組織の加齢性変化が原因となっており、これらの要素が重なって脊柱管を狭めている例も少なくありません。

和歌山県立医科大学が行った調査によると、男女985人（平均年齢66・3歳）の腰部脊柱管狭窄の有症率は9・3％で、これを年齢別人口構成に当てはめると、**推定患者数は約580万人**にも上ると報告されています。高齢化が進む日本では、今後ますます患者数が増加すると考えられており、社会問題にもなっています。

（菊地臣一）

Q9 脊柱管狭窄という腰の障害で、足裏に症状が現れるのはなぜですか？

腰部脊柱管狭窄《せきちゅうかんきょうさく》により馬尾《ばび》や神経根といった神経が圧迫・刺激されると、「馬尾障害」と呼ばれるしびれが足裏に現れることがあります。というのも、馬尾は坐骨《ざこつ》神経にもつながっているからです。坐骨神経は、腰椎《ようつい》（背骨の腰の部分）と仙骨（骨盤の中央にあり、背骨を支えている骨）から伸びた末梢《まっしょう》神経の一部がまとまったものです。長さは1メートルにも及び、人体最大の神経となっています。坐骨神経は下肢《かし》の左右に一対ずつあり、ひざ裏で総腓骨《ひこつ》神経と脛骨《けいこつ》神経に枝分かれします。

馬尾から下肢の神経

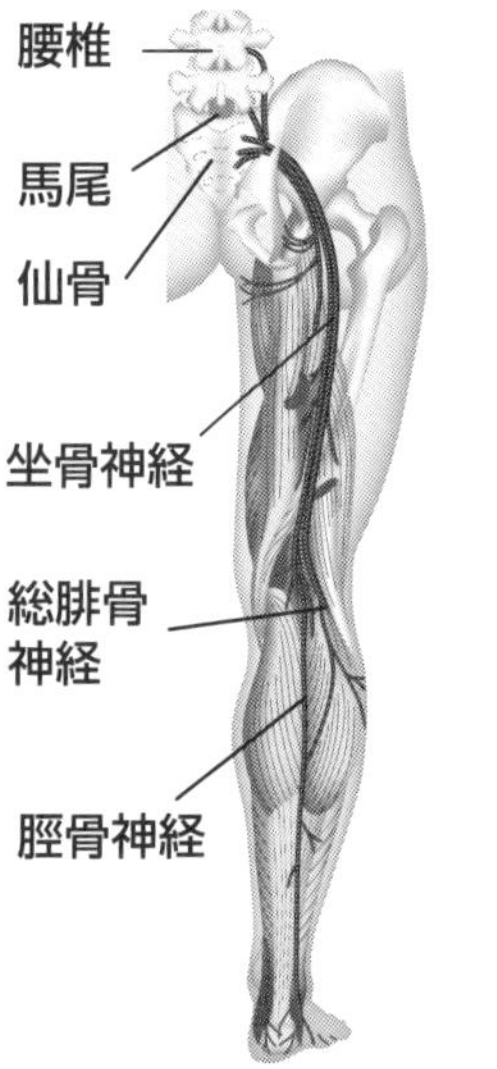

馬尾が障害されると坐骨神経の通り道にも症状が現れ、その範囲はお尻《しり》から太ももを通り、ふくらはぎや足裏、爪先《つまさき》にまで至ります。腰の障害が原因で足裏にしびれが現れることがあるのはそのためです。

（菊地臣一）

Q 10 脊柱管狭窄では、どんな足裏の痛みやしびれが現れますか？

しびれは、腰部脊柱管狭窄《せきちゅうかんきょうさく》の特徴的な症状の一つです。このしびれを医学的に分類すると、①「異常感覚」と、②「感覚の変化（鈍麻《どんま》・過敏）」の大きく2つに分けられます。

①異常感覚とは、正確には「正常では見られない知覚の変化」のことで、患者さんはよく、ピリピリ、チクチク、ジンジンといった表現でしびれを訴えます。また、押されているような圧迫感がある、温かい感じがする、冷たく感じる、濡《ぬ》れたように感じる、などと表現する人もいます。

②感覚の変化については、「紙を貼《は》りつけたように足裏の皮膚が厚くなった感じ」と感覚の鈍さが現れる人もいれば、「小石の上を歩いたときのような足裏の鋭い痛み」など、感覚が過敏になったことを訴える人もいます。

このほか、「足がしびれて力が入らない」と下肢《かし》の脱力をしびれと表現する人もいます。これは「下垂足《かすいそく》」というマヒ症状なので早急に手術が必要です。（菊地臣一）

Q 11 脊柱管狭窄による足裏の痛みやしびれは、片側の足にしか現れませんか？

腰部脊柱管狭窄《せきちゅうかんきょうさく》は、圧迫される神経により、①神経根が圧迫されて発症する「神経根型」、②馬尾《ばび》が圧迫される「馬尾型」、そして、③神経根と馬尾の両方が圧迫される「混合型」の３つのタイプに分けられます（左図参照）。

神経根型では、左右に一対ずつある神経根のうち、どちらか一方が圧迫され、足裏の痛みやしびれが起こるため、下肢《かし》の片側だけに現れるのがふつうです。馬尾型と混合型では、症状は両側に現れます。

（菊地臣一）

脊柱管狭窄の３タイプ

❶神経根型

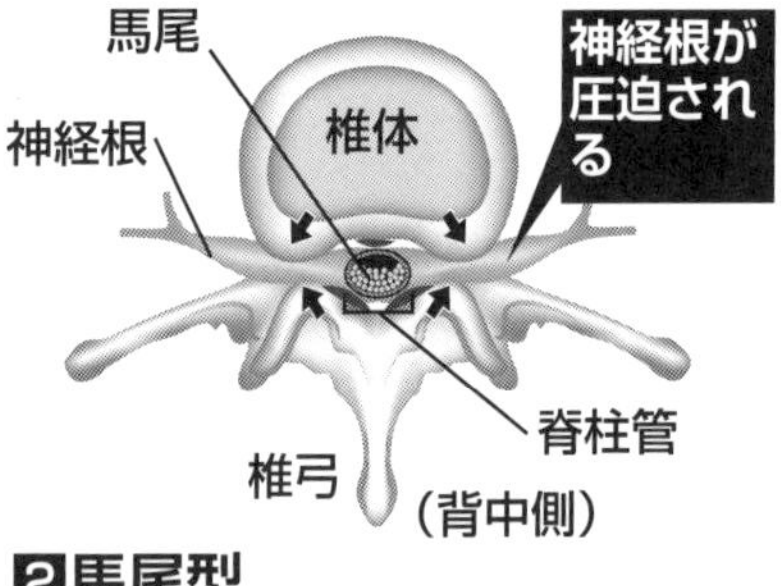

❷馬尾型

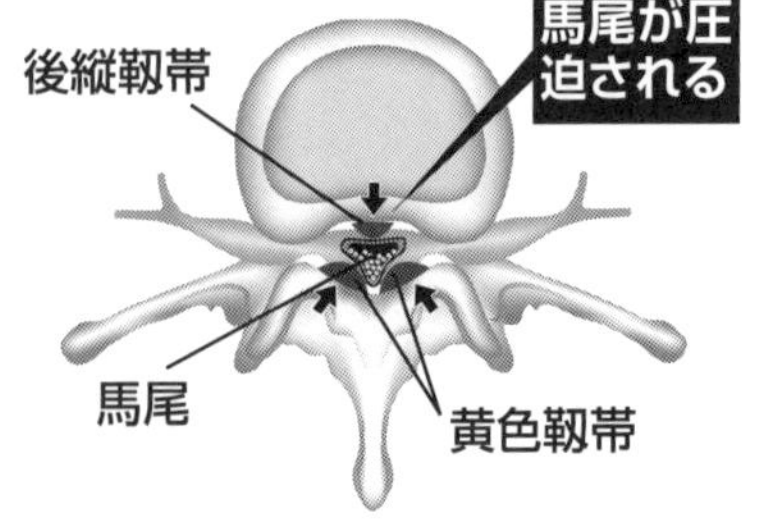

❸混合型

神経根と馬尾の両方が圧迫されているタイプもある。

Q12 脊柱管狭窄のしびれや異常感覚は、足裏以外にも現れますか？

腰部脊柱管狭窄《せきちゅうかんきょうさく》によってしびれや異常感覚が現れる部位は、足裏に限ったことではありません。下肢《かし》の動作や感覚をつかさどる坐骨《ざこつ》神経が、脊柱管狭窄によって圧迫・刺激されると、お尻《しり》から太ももの裏側、ふくらはぎ、足裏、足の甲や指先までのいずれかの部位にしびれを伴った痛み、異常感覚が現れることがあります。例えば、肛門《こうもん》周囲がしびれて、お尻をふいたときの感覚が鈍くなるなどです。

異常感覚の現れる部位

●神経根型

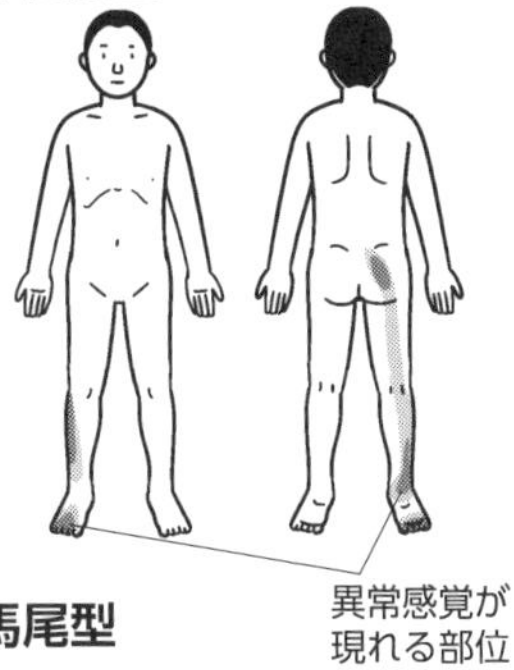

●馬尾型

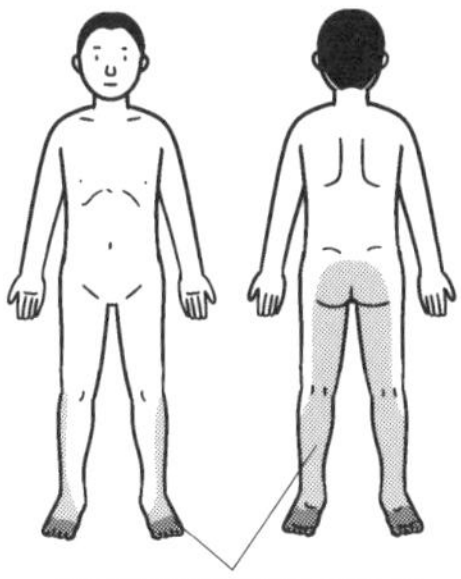

しびれは、足裏だけに現れる場合もあれば、下肢全体がしびれることもあります。右ページでも述べたように、神経根型では症状は片側だけに現れ、馬尾《ばび》型と混合型は両側に現れます。（菊地臣一）

Q13 脊柱管狭窄では、足裏の痛み・しびれ以外に、どんな症状が現れますか?

腰部脊柱管狭窄《せきちゅうかんきょうさく》では、足裏の痛み・しびれ以外にもさまざまな症状が現れます。

●間欠跛行《はこう》

間欠跛行（間欠性跛行ともいう）とは、少し歩くと下肢《かし》に痛みやしびれが現れたり強くなったりして、それ以上歩けなくなる症状のことをいいます。腰を丸めた状態でしばらく休むと、症状は消失または軽減して、再び歩けるようになるのが特徴です。腰部脊柱管狭窄の最も典型的な症状で、患者さんの6割以上に現れるとされています。

●腰・下肢の痛みやしびれ

しびれも、脊柱管狭窄に特徴的な症状の一つです。足裏だけでなく、お尻《しり》や太もも、ふくらはぎにもしびれが現れます。しびれについては、人により感じ方がさまざまで、ピリピリ・チクチクとした感覚や、灼熱《しゃくねつ》感・冷感・温感などのほか、足裏に違和感が現れることもあります（33ジペー参照）。しびれだけではなく、

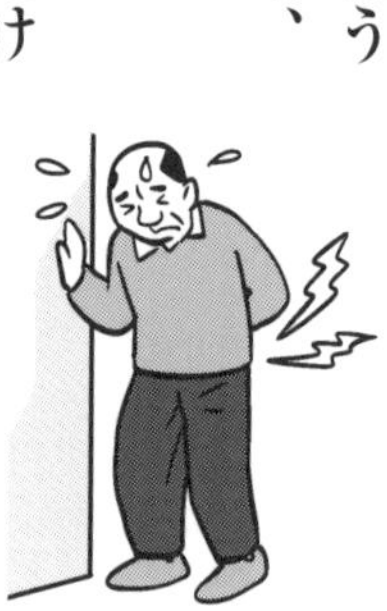

腰痛や下肢痛など、痛みを訴える人もいます。

●脱力・筋力低下

「足に力が入らない」などと、下肢の脱力感を覚える患者さんがいます。特に、体を動かしたあとや夕方になると症状が悪化する例が見られます。重症になると、下肢に筋力低下やマヒが現れて、足首や足指を上げることができない「下垂足《かすいそく》」をきたすことがあります。

●膀胱《ぼうこう》・直腸障害・陰部症状

狭まった脊柱管に馬尾《ばび》が圧迫される馬尾型では、膀胱・直腸障害が現れることがあります。排尿・排便しはじめるまでに時間がかかる、排尿・排便し終わるまでに時間がかかる、残尿感がある、頻尿、失禁といった症状が現れます。

陰部症状も、馬尾型の特徴の一つです。お尻《しり》や会陰《えいん》部に焼けつくような灼熱感やビリビリとした異常感覚が現れることもあります。

これらの脊柱管狭窄の症状のうち、脊柱管の狭窄が重度で下垂足などのマヒ症状や、膀胱・直腸障害、陰部症状が現れた場合は、薬物療法や運動療法などの保存療法だけでは改善が難しいため、早期に手術が検討されます。

（菊地臣一）

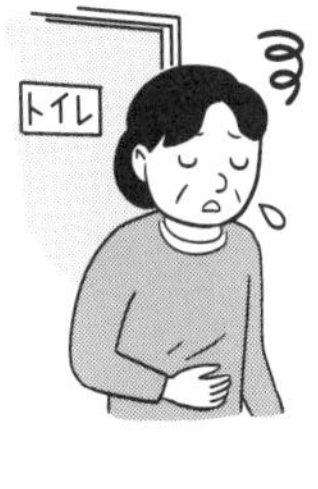

Q14 脊柱管狭窄のしびれや異常感覚、間欠跛行は、ほかの病気とどう鑑別しますか？

足裏にしびれや異常感覚、間欠跛行《はこう》が現れる病気には、腰部脊柱管狭窄《せきちゅうかんきょうさく》のほか、閉塞《へいそく》性動脈硬化症や糖尿病神経障害などの末梢《まっしょう》動脈疾患《しっかん》があります（22ページ参照）。

末梢動脈疾患は、動脈硬化が原因で足の血管が細くなったりつまったりして、足に十分な血液が流れなくなることで発症します。歩行時に足が痛むほか、しびれや冷感などの異常感覚が現れます。さらに、間欠跛行など、脊柱管狭窄と類似した症状が現れます。

症状の出現のしかたや、姿勢による症状の変化など、それぞれ上の表にあげたような違いがあり、鑑別に役立ちます。ただし、正確な診断には医療機関での検査が必要です。

（菊地臣一）

脊柱管狭窄と末梢動脈疾患の主な違い

	腰部 脊柱管狭窄	末梢 動脈疾患
歩かなくても立っているだけで足が痛むか	痛む	痛まない
自転車に乗ると足が痛むか	痛まない	痛む
腰を前屈させると足の痛みが治まるか	治まる	治まらない
そけい部、ひざの裏、足首で脈拍に触れることができるか	触れる	触れない

Q15 そもそも脊柱管狭窄は、どんな原因で起こりますか？

腰部脊柱管狭窄《せきちゅうかんきょうさく》は、加齢などにより腰椎《ようつい》や周辺組織が変形・変性することで脊柱管が狭くなり、脊柱管の中を通る神経を圧迫して、腰から足裏を含む下肢《かし》にかけて痛みやしびれを引き起こす病態です。この腰椎や周辺組織の変形・変性については、医学的な診断名がついている場合も少なくありません。脊柱管の狭窄を起こしやすい病気について、解説します。

●**変形性脊椎《せきつい》症**…椎体と椎体の間でクッションの役割を果たしている椎間板が変形し、椎体のフチに骨のトゲ（骨棘《こつきょく》）ができると、脊柱管内の神経を圧迫することがある。

●**腰椎変性すべり症**…背骨を構成する椎骨と椎骨の間にすべりが生じ、椎骨の位置がずれると、その部分の脊柱管が狭窄して症状が現れる。40歳以降の女性に多い。

●**腰椎分離・すべり症**…椎弓《ついきゅう》（椎骨の後部）の一部が骨折し、椎体と椎弓が分離すると、椎体にズレが生じることがある。すると、脊柱管が狭窄して痛みが現れる。

腰部脊柱管狭窄を引き起こす主な病気

●変形性脊椎症

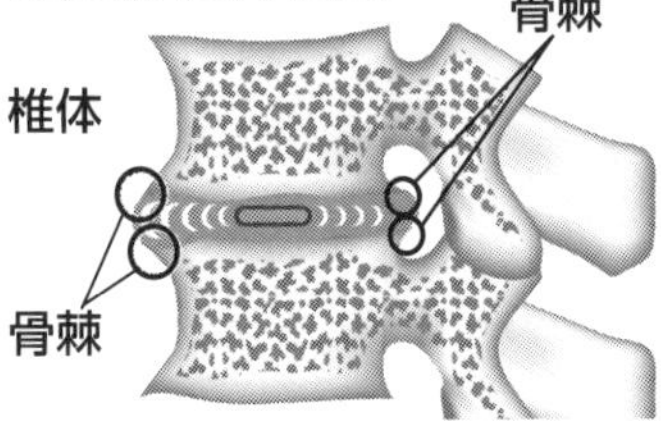

●腰椎変性すべり症

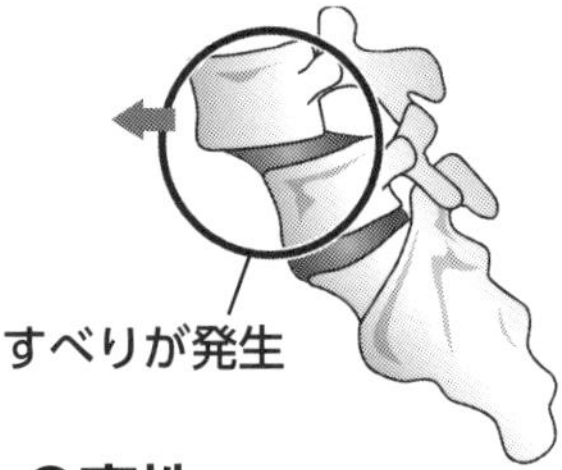

●腰椎分離・すべり症

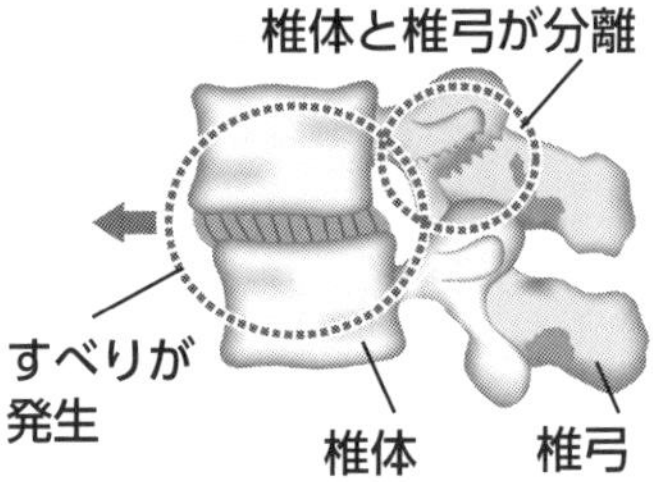

●変性
側弯症

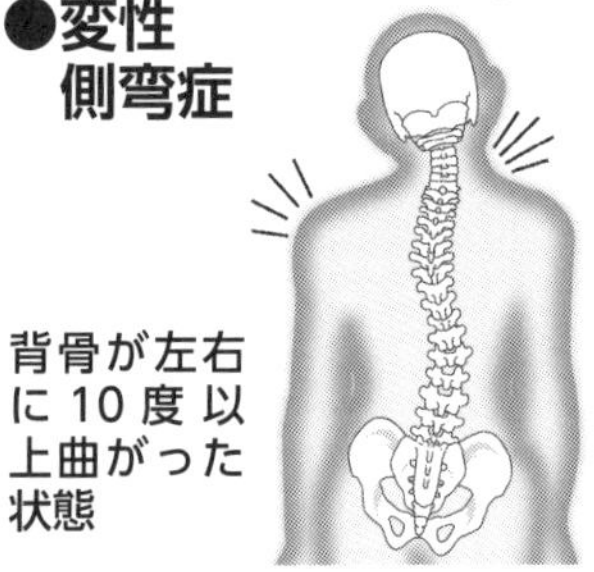

●変性側弯症《そくわん》…背骨がねじれを伴って左右に10度以上曲がった状態をいい、脊柱管が狭まって神経を圧迫することがある。腰椎変性すべり症に合併することが多い。

●脊髄腫瘍《せきずいしゅよう》…脊柱管内の脊髄や馬尾《ばび》、硬膜・クモ膜組織などに腫瘍ができると脊柱管が狭くなり、神経を圧迫して症状が現れるようになる。脊髄腫瘍の原因は遺伝子の突然変異と考えられており、老化とは関係ないとされている。

このほか、ケガや手術が原因で、脊柱管の狭窄が起こることがあります。まれに先天的・発育的な要因で、狭窄が起こることもあります。（菊地臣一）

Q16 脊柱管狭窄は、どう診断しますか？

診断に当たっては、レントゲン（Ｘ線）やＭＲＩ（磁気共鳴断層撮影）などによる「画像診断」のほか、「視診」「触診」「問診」を行います。アキレス腱《けん》反射（ＡＴＲ）テストや、坐骨《ざこつ》神経の障害の有無を確かめるラセーグ（ＳＬＲ）テストなどの検査も行います。診断基準としては、日本整形外科学会・日本脊椎脊髄《せきついせきずい》病学会の「腰部脊柱管狭窄《せきちゅうかんきょうさく》症診療ガイドライン２０１１」の診断基準（案）が用いられます（下の図参照）。

次ページでは、自分が腰部脊柱管狭窄かどうかをチェックできる「腰部脊柱管狭窄診断サポートツール」（日本脊椎脊髄病学会）を紹介しています。ただし、別の病気が潜んでいる可能性もあります。症状がある場合には必ず整形外科を受診してください。

（菊地臣一）

腰部脊柱管狭窄の診断基準（案）

①殿部（お尻）から下肢に痛みやしびれがある。
②殿部から下肢の痛みやしびれは立位で悪化し、前屈や座位で軽快する。
③歩行で悪化する単独の腰痛は除外する。
④ＭＲＩなどの画像検査で脊柱管や椎間孔の狭窄があり症状を説明できる。

すべてに該当する場合に腰部脊柱管狭窄（症）と診断される。

※日本整形外科学会・日本脊椎脊髄病学会「腰部脊柱管狭窄症診療ガイドライン2011」より引用改変
※間欠跛行を伴わない脊柱管狭窄（症）もあるため、間欠跛行については除外されている。

腰部脊柱管狭窄診断サポートツール

当てはまる項目を☑チェックし、合計点を計算してください。

1 年齢
□60歳未満
□60～70歳(+1点)
□71歳以上(+2点)

2 糖尿病の病歴
□あり
□なし(+1点)
糖尿病でも脊柱管狭窄と同様の症状が出るので、糖尿病でなければ脊柱管狭窄の可能性がより高まる。

3 間欠跛行(こま切れにしか歩けなくなる症状)
□あり(+3点)
□なし

4 立っていると足やお尻の痛みが強くなる
□あり(+2点)
□なし

5 前かがみになると足やお尻の痛みが軽くなる
□あり(+3点)
□なし

6 前屈をすると足やお尻の痛みが現れる
□あり(-1点)
□なし
前屈時の痛みは、椎間板ヘルニアの症状といえる。

7 後屈をすると足やお尻の痛みが現れる
□あり(+1点)
□なし

8 ＡＴＲ(アキレス腱反射)テストの低下・消失
□あり(+1点)
□正常
ＡＴＲは、神経根障害を調べるための深部腱反射テストの一つ。イスやベッドの上でひざ立ちになり、足首から先が宙に浮くようにする。検査する人は、足裏を押してアキレス腱を伸ばし、ゴムハンマーでアキレス腱を打診する。爪先が伸びるような反応があれば「正常」。反応がないか、あっても弱いときは「あり」をチェックする。

9 ＳＬＲ(ラセーグ)テストの結果
□陽性(-2点)
□陰性
ＳＬＲは、坐骨神経の障害の有無を確認する方法。あおむけに寝た人の片足を別の人が抱え上げて、症状が現れるかどうかを調べる。床と足の間の角度が30～60度になったときに足腰に強い痛みが生じたら「陽性」。強い痛みが現れなければ「陰性」をチェックする。

●判定●
以上のチェックを行い、合計点が４点以上だと、脊柱管狭窄が疑われる。

※病医院では、上記のほかに、上腕と足首の血圧を同時に測り血流障害の有無を調べるABI（足関節上腕血圧比検査）も行われ、より正確な判定がなされる。
※日本脊椎脊髄病学会「腰部脊柱管狭窄診断サポートツール」より引用改変

Q17 脊柱管狭窄は、どう治療しますか？

腰部脊柱管狭窄の主な治療方法

保存療法

■薬物療法
●鎮痛薬・血管拡張薬・筋弛緩薬・ビタミンB_{12}製剤・神経ブロック注射など

■理学療法
・運動療法
・物理療法（牽引療法・超音波療法・温熱療法・装具療法など）

外科的療法（手術）

■部分椎弓切除術（開窓術）
■腰椎固定術など

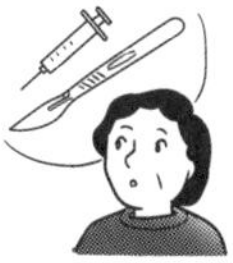

腰部脊柱管狭窄《せきちゅうかんきょうさく》では、通常、薬物療法や運動療法などの保存療法が行われます。薬物療法では、鎮痛薬、血管拡張薬、筋弛緩《しかん》薬、ビタミンB_{12}製剤などが処方され、痛みがひどい場合には、局所麻酔薬や抗炎症薬を注射する神経ブロック療法を行うこともあります。

同時に、運動療法で症状の改善をめざします。物理療法として、牽引《けんいん》療法や超音波療法、温熱療法、装具療法などを行うこともあります。

保存療法を3～6ヵ月続けても症状が軽快せず、間欠跛行《はこう》で歩く距離が100《メートル》以下になった場合には手術を検討します。下肢《かし》のマヒや膀胱《ぼうこう》・直腸障害が出ている場合には、保存療法では改善が難しいため、早期に手術を受けたほうがいいでしょう。

（菊地臣一）

Q 18 足裏の症状から腰椎のどこの神経が障害されているかわかりますか？

各神経の支配領域

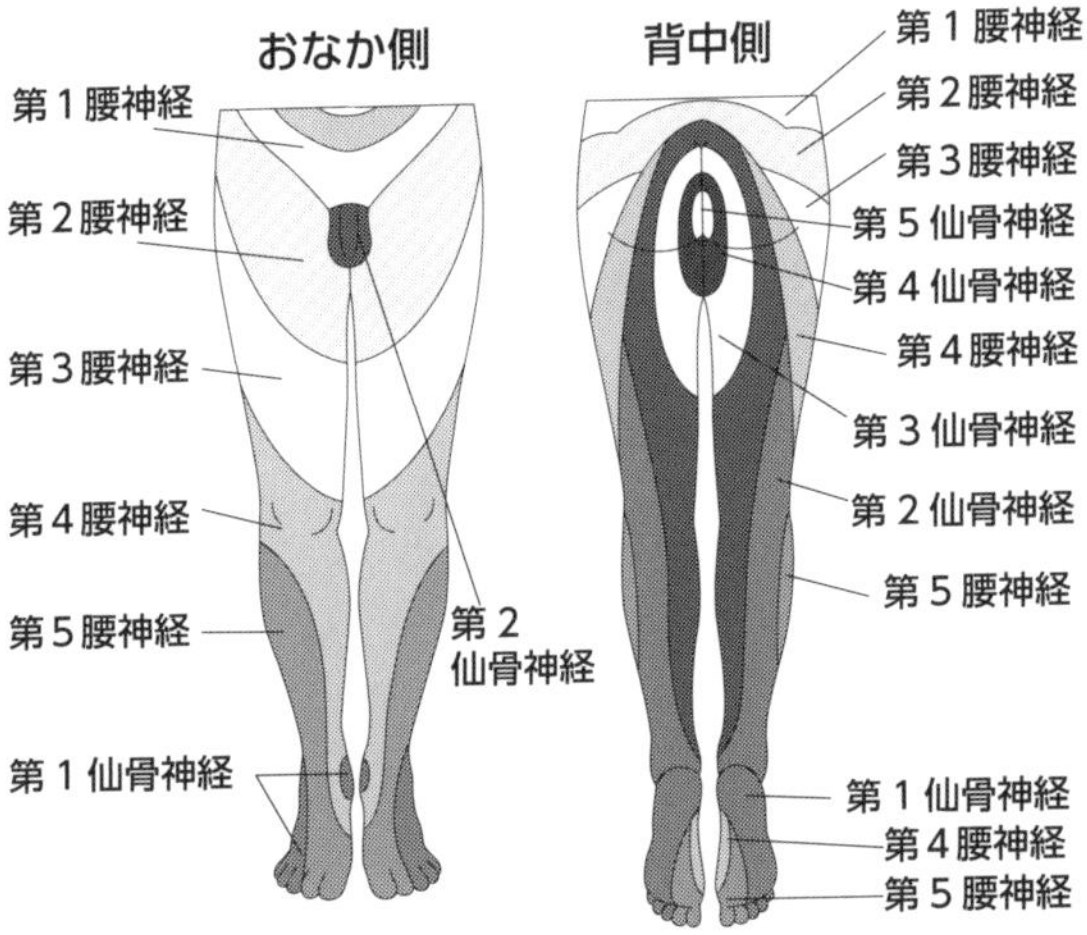

背骨や骨盤から出ている神経が障害されると、その神経に支配されている足腰の部位に痛みやしびれが現れやすくなります。それを図で表したものを「デルマトーム」といい、症状の原因部位を特定する手がかりの一つとして用いられています。

足裏の親指（第1趾《し》）・第2趾に痛みやしびれがある場合には第5腰神経、土踏まずの症状は第4腰神経、かかとや足裏の外側の症状は第1仙骨神経の障害がまず疑われ、さまざまな検査を行って原因部位を特定していきます。

（渡辺航太）

Q19 脊柱管狭窄で足裏などのしびれがある場合、どんな薬を用いますか?

腰部脊柱管狭窄《せきちゅうかんきょうさく》により、足裏を含む下肢《かし》に「しびれ」があるときに処方される薬には、血管拡張薬やビタミンE製剤、ビタミンB_{12}製剤などがあります。

血管拡張薬「**プロスタグランジンE1誘導体製剤**」には、末梢《まっしょう》血管に対して強力な拡張作用があり、脊柱管の狭窄によって圧迫された神経まわりの血流を回復して、症状の改善を図ります。一般名は「**リマプロスト**」で、製品名は「プロレナール」「オパルモン」などがあります。

ビタミンE製剤にも、末梢血管を広げて血流をよくする働きがあります。一般名は、「**トコフェロールニコチン酸エステル**」、製品名には「ユベラN」などがあります。

ビタミンB_{12}製剤は、脊柱管の狭窄で圧迫されて傷んだ神経組織の再生効果を期待して処方されます。一般名は「**シアノコバラミン**」、製品名には「メチコバール」などがあります。

（菊地臣一）

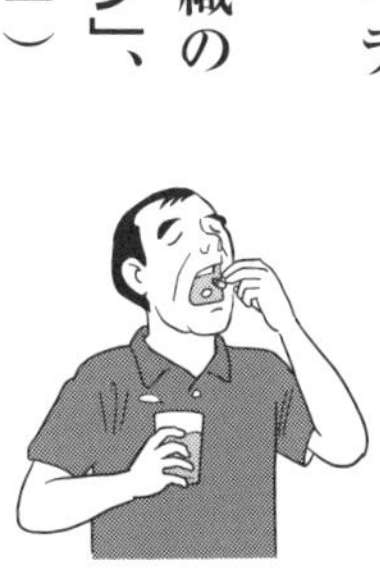

Q20 足裏など下肢の痛みが強いときは、どんな薬を用いますか？

腰部脊柱管狭窄《せきちゅうかんきょうさく》の薬物療法で、最も使用頻度が高いのが鎮痛薬です。中でも「非ステロイド性消炎鎮痛薬（NSAIDs《エヌセイズ》）」が多く使用されており、発痛物質を生成する酵素の働きを抑えて、痛みを和らげる働きがあります。「ロキソプロフェン（製品名・ロキソニン）」「ジクロフェナクナトリウム（製品名・ボルタレン）」「セレコキシブ（製品名・セレコックス）」など、NSAIDsにはさまざまな種類があります。

NSAIDsは高い鎮痛効果がありますが、長期の服用で胃潰瘍《かいよう》などの胃腸障害が現れることがあります。こうした副作用が現れた場合や胃腸の弱い人は、主治医にその旨を伝えて副作用の少ない鎮痛薬に替えてもらうといいでしょう。

このほか、痛みにより収縮した筋肉を和らげるために、鎮痛薬といっしょに筋弛緩《しかん》薬が処方されることがあります。筋弛緩薬には「チザニジン（製品名・テルネリン）」「クロルフェネシンカルバミン酸エステル（製品名・リンラキサー）」「エペリゾン塩酸塩（製品名・ミオナール）」などがあります。

（菊地臣一）

Q21 脊柱管狭窄症による足裏の症状を和らげるのに効果的な体操はありませんか？

腰部脊柱管狭窄症《せきちゅうかんきょうさく》の治療では、脊柱管の狭窄部位を物理的に広げ、神経の圧迫をゆるめることが重要です。運動療法によって、たわんで脊柱管内に突出した黄色靭帯《じんたい》（靭帯とは、骨と骨をつなぐ丈夫な線維組織）を引き伸ばしたり、手術によって神経を圧迫している骨や組織を取り除いたりして、症状を改善に導きます。

こうした治療を行うことで、お尻《しり》や太ももなどの痛みやしびれについては、比較的早期に取り除けるのですが、足裏のしびれについては最後まで残る傾向があります。個人差がありますが、**末梢《まっしょう》神経が修復される速度は、1日1ミリ前後とされている**からです。腰椎《ようつい》で圧迫されていた坐骨《ざこつ》神経が徐々に修復されて、1メートル近くも離れている足裏まで正常に働くようになるには、それなりの時間がかかると考えるべきでしょう。

私は、足裏のしびれを訴える患者さんには、足裏を積極的に動かすように指導しています。というのも、しびれは、末梢神経の知覚神経が傷ついて起こる現象だからです。この知覚神経のすぐそばに運動神経があるので、運動神経を積極的に使うこと

足裏のしびれを軽減する「足じゃんけん」

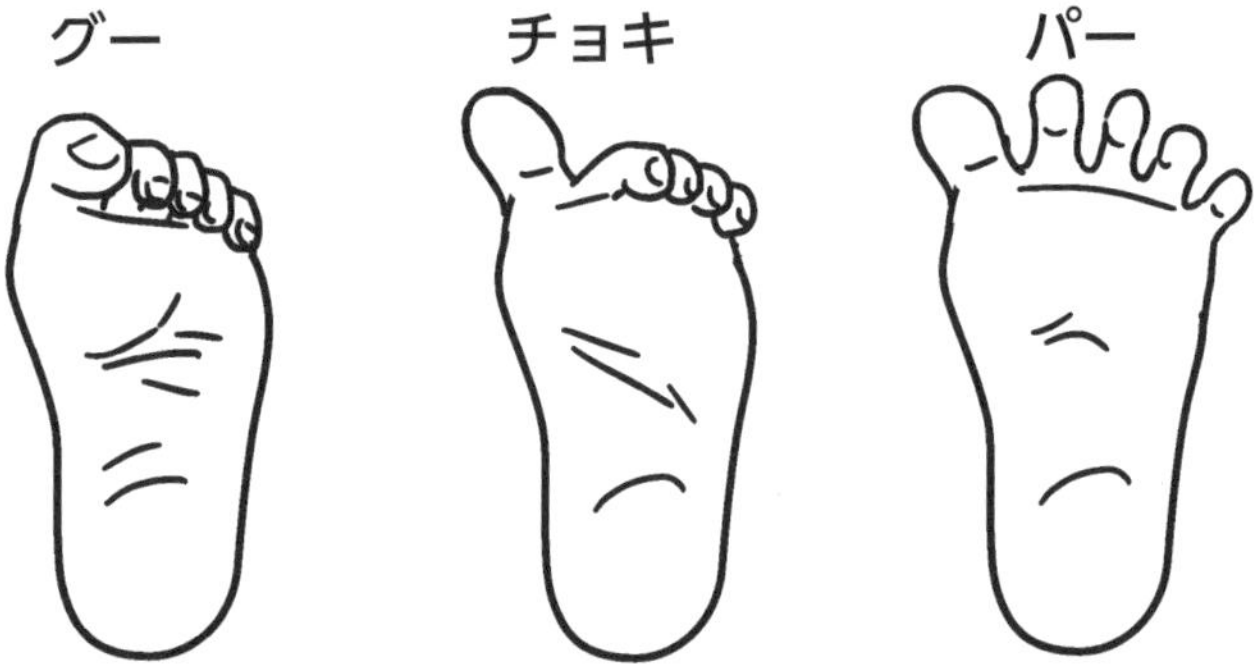

足指をギュッと折り曲げる。

第１趾を上に向け、それ以外の足指を折り曲げる。

足の指の間が離れるように指を広げる。

右の足指でグー・チョキ・パーを 10 回行ったら、左の足指でもグー・チョキ・パーを 10 回行うのを 1 セットとして、朝・昼・晩の 1 日 3 セット行うのが目安。余裕があればそれ以上行ってもいい。

で、知覚神経も刺激され、神経の回復が促されると考えられます。

そこで、私が患者さんにすすめているのが、「足じゃんけん」です（上の図参照）。足指を動かすことで、足裏の知覚神経を刺激し、しびれを軽減するのが目的です。

また、**しびれを気にしすぎないことも肝心です。**しびれを気にしすぎて「いつまでも治らない」と症状の軽減が実感できないことを嘆く人より、「前よりここがよくなった」「こんなことができるようになった」と、症状の変化を前向きにとらえられる人のほうが、治療の経過が良好な傾向にあります。

（吉原　潔）

Q22 脊柱管狭窄症による足裏の症状が強くても、らくに歩ける方法はないですか？

足裏の症状が強いときには無理をする必要はありませんが、鎮痛薬などを服用して症状が落ち着いてきたら、できるだけ歩いたり運動したりして、足腰の筋肉を維持するようにしてください。

足裏に痛みやしびれがあるときは、**腰を軽く丸めて歩いてみてください**。腰を丸めた姿勢になると、脊柱管《せきちゅうかん》が広がって神経の圧迫がゆるむので、腰部脊柱管狭窄《きょうさく》症による症状が軽くなり、らくに歩けるようになります。このとき、**足をいつもより少しだけ高く持ち上げる**ように意識しましょう。足を持ち上げることで、腰を丸めた姿勢を保ちやすくなり、つまずきによる転倒も防ぐことができます。間欠性跛行《はこう》で長く歩けないのであれば、**しびれが出る前に休む**ようにしてください。

また、**両手に杖《つえ》**を持ったり、シルバーカートを利用したりするのもいいでしょう。いずれも前かがみの姿勢になるので足裏の症状が軽くなり、らくに歩けるようになります。歩行も安定するので、一度試してみてはいかがでしょうか。

（吉原　潔）

Q23 脊柱管狭窄症の運動療法で重要なことはなんですか？

腰部脊柱管狭窄症《せきちゅうかんきょうさく》は、加齢によって、腰椎《ようつい》や、腰椎の周辺組織が変形・変性して脊柱管が狭くなり、神経を圧迫して発症します。長年の姿勢の悪さや、背骨を支える筋肉の衰えなどもかかわっています。そこで、腰椎の狭窄部分を物理的に広げて神経の圧迫を弱めるために、運動療法を行います。特に、加齢とともに厚みを増してたわみ、後方から脊柱管に突出して神経を圧迫している黄色靱帯《じんたい》（靱帯とは、骨と骨をつなぐ丈夫な線維組織）を引き伸ばすことが重要です。

しかし、脊柱管狭窄症の患者さんは、背骨を支える筋肉や靱帯が硬くなっていて可動域も狭いため、リハビリで運動や姿勢の指導を行っても、効果が十分に得られないことが多いものです。そこで当院では、主に以下の3ステップの運動療法を「寝床エクサ」と名づけ、患者さんに指導して喜ばれています。

❶硬くなった筋肉や靱帯をゆるめて背骨の硬直を除く「脊柱管ストレッチ」
❷厚みを増してたわんだ靱帯を引き伸ばして脊柱管を広げる「狭窄リリース」

❸②の状態をキープするために足腰の筋力を鍛える「30秒筋トレ」

つまり、脊柱管狭窄症の運動療法では、「筋肉や靱帯をゆるめ、脊柱管を広げ、足腰の筋肉を鍛える」の3ステップが重要なのです。この運動はすべて寝床で行えるので、ズボラな人でもらくに習慣にできるでしょう。寝床エクサを行うと、圧迫されていた神経が解放され、試した直後に坐《ざ》骨《こつ》神経痛や腰痛がスッと引いて驚く人もおおぜいいます。継続すれば、痛みやしびれの軽減した状態が長く続き、手術を回避できる例も多いので、朝晩の習慣にしてほしいと思います。

（吉原　潔）

運動療法の3ステップ

ステップ1：ゆるめる
→脊柱管ストレッチ

背中や腰、殿部や太ももの筋肉をストレッチしてゆるめることで背骨の硬直を取り、骨盤の動きをよくする。

▼

ステップ2：広げる
→狭窄リリース

腰を丸める動作で、狭窄した脊柱管や椎間孔を広げて神経の圧迫をゆるめて、痛み・しびれを取る。

▼

ステップ3：鍛える
→ 30秒筋トレ

脊柱管や椎間孔が広がったままの状態を保つために筋トレを行う。足腰の筋力が簡単に強まり、間欠性跛行の改善に効果大。

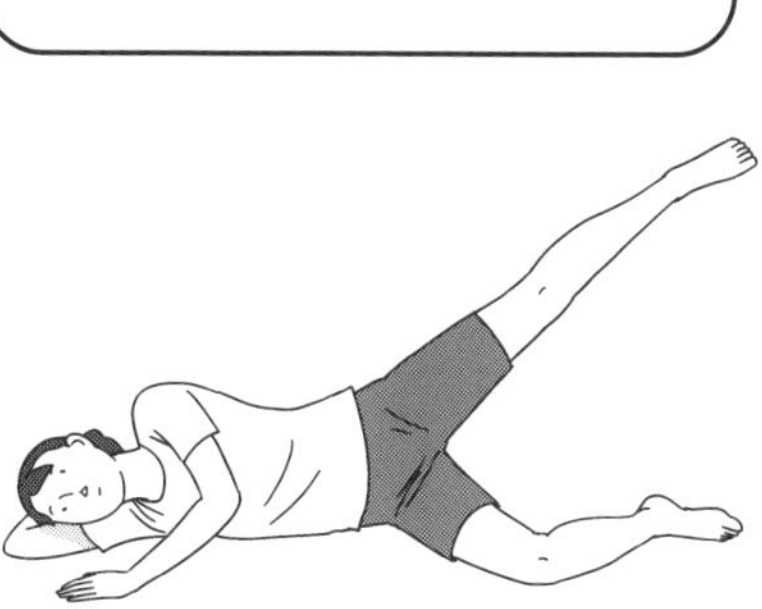

Q24 第1に腰椎の硬直をゆるめるにはどんな体操がいいですか？

腰部脊柱管狭窄症《せきちゅうかんきょうさく》の患者さんに、毎日の習慣として行ってほしいのが、筋肉や靱帯《じんたい》を伸ばすことで背骨や骨盤の硬直を除いて動きをよくし、狭まった脊柱管をゆるめる「脊柱管ストレッチ」です。

ストレッチを行うさいは、単にイラストのポーズをまねるのではなく、どの筋肉を伸ばしているかをしっかり意識しながら行ってください。ゆるめる筋肉を意識すると、ストレッチの効果が一層高まるからです。

脊柱管ストレッチでは、❶大殿筋《だいでん》、❷大腿直筋《だいたいちょく》、❸腸腰筋《ちょうよう》、❹広背筋《こうはい》を主に伸ばします。これら４つの筋肉を柔軟にすれば、背骨や骨盤の動きが格段によくなって可動域が広がり、ギチギチにこり固まっていた脊柱管や椎間孔《ついかんこう》もゆるみやすくなるでしょう。同時に、ストレッチで筋肉や靱帯の血流がよくなれば、足腰に蓄積された発痛物質も押し流されます。脊柱管ストレッチには、二重の働きで足腰の痛みやしびれを一掃する効果を期待できるのです。

（吉原　潔）

脊柱管ストレッチ①

あぐらひざ抱え（大殿筋ストレッチ）

❶あおむけになり、両ひざを立て、あぐらのように右足を左足の太もも上に乗せる。
❷左足の太ももの裏側に両手を回し、左足のひざを引き寄せて 20 ～ 30 秒間キープする。
❸足を替えて同様に行う。

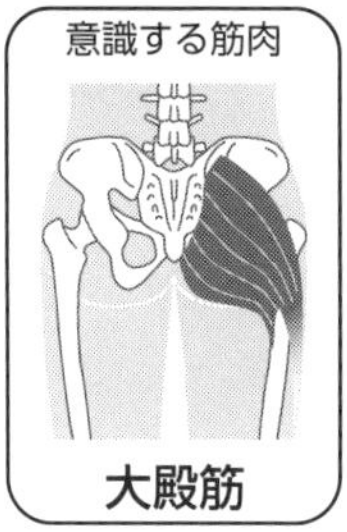

❶

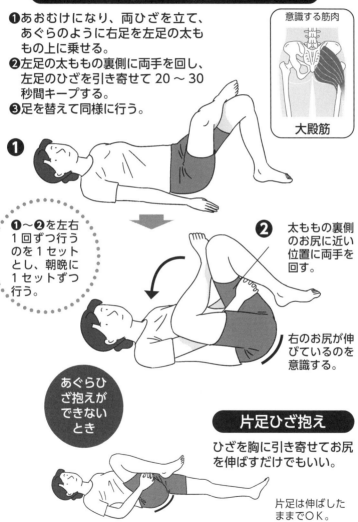

❶～❷を左右１回ずつ行うのを１セットとし、朝晩に１セットずつ行う。

❷

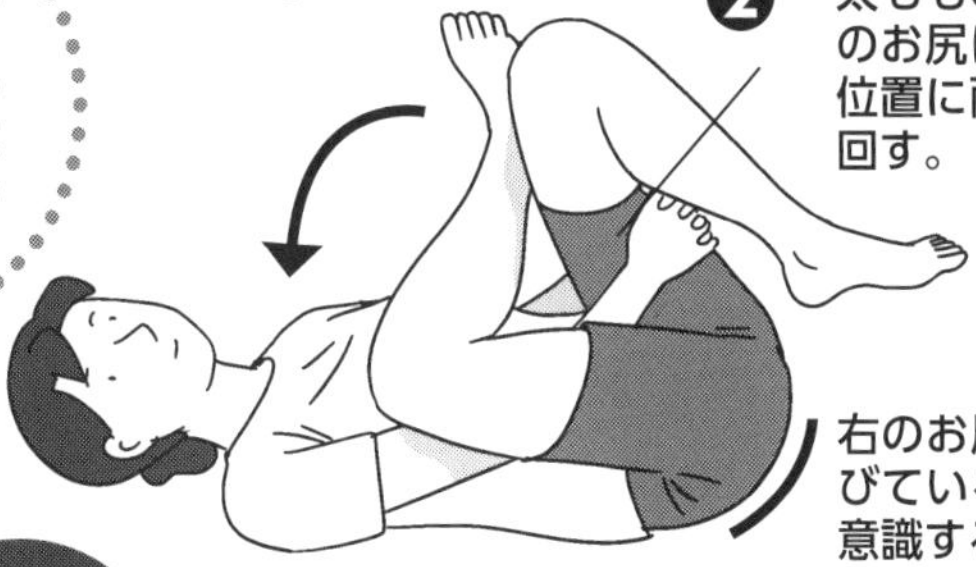
太ももの裏側のお尻に近い位置に両手を回す。
右のお尻が伸びているのを意識する。

あぐらひざ抱えができないとき

片足ひざ抱え

ひざを胸に引き寄せてお尻を伸ばすだけでもいい。

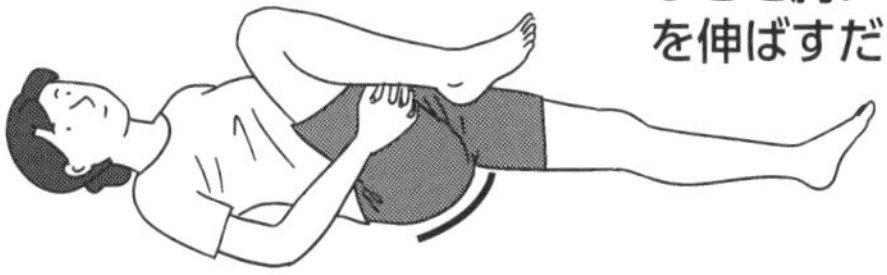
片足は伸ばしたままでＯＫ。

脊柱管ストレッチ②

太もものばし（大腿直筋ストレッチ）

❶横向きに寝る。下側のひざを曲げ、下側の腕を伸ばす。
❷上側の足の足首を手で持ち、かかとをお尻に近づけるように引っぱって太ももの前面を伸ばし、20 ～ 30 秒間キープする。
❸足を替えて同様に行う。

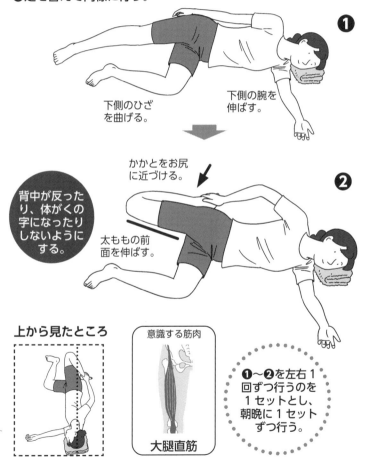

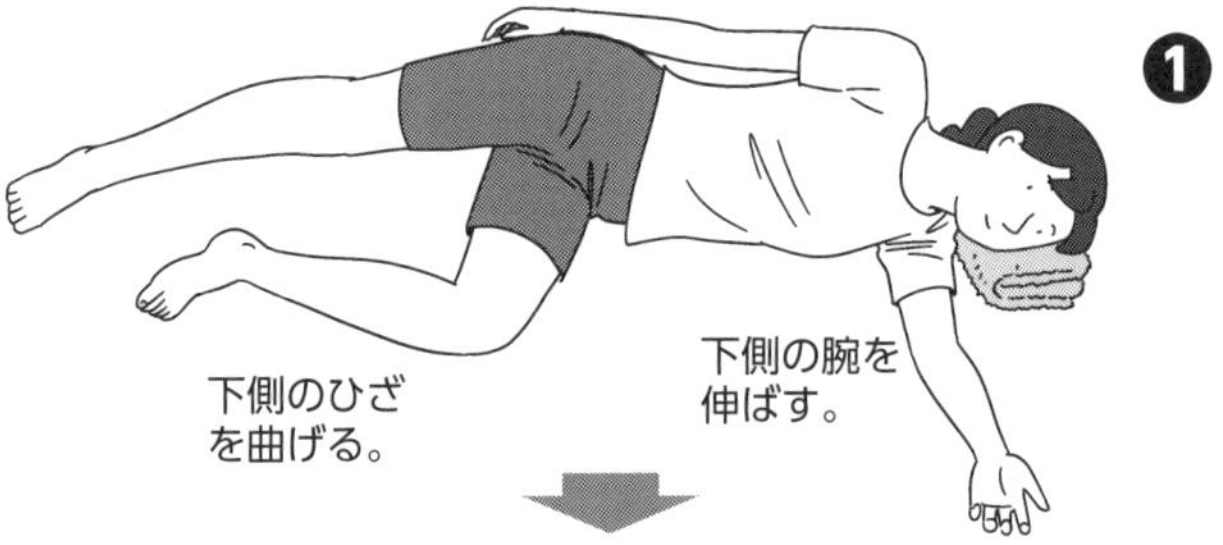

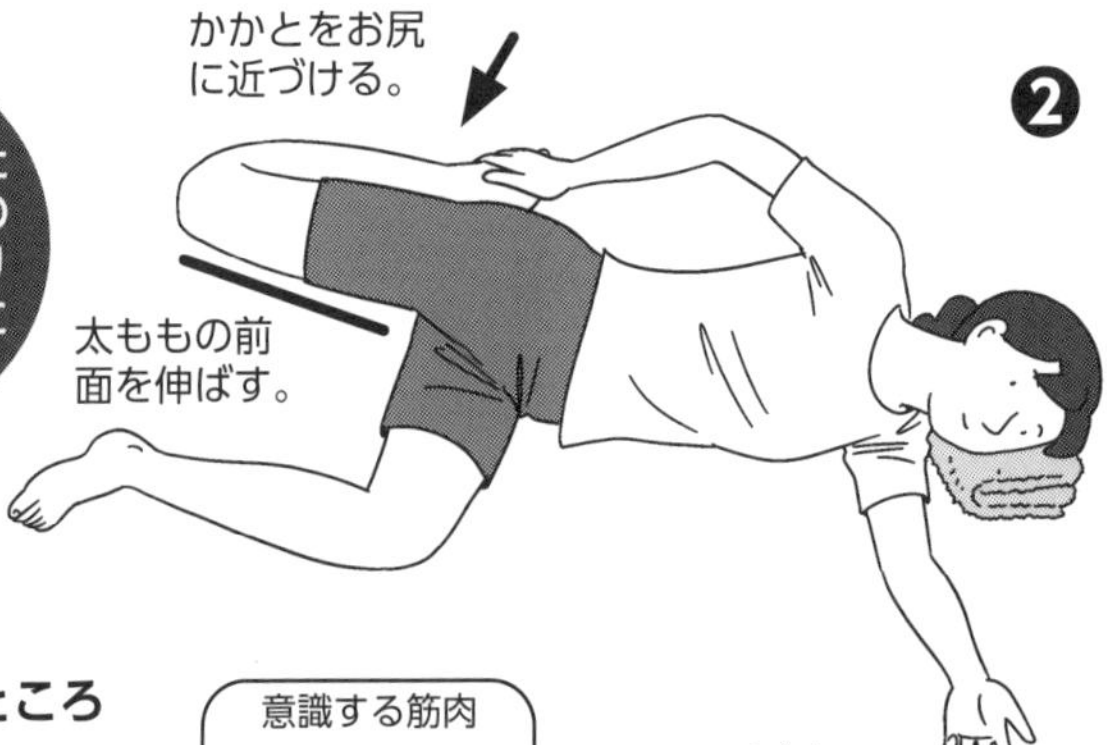

背中が反ったり、体がくの字になったりしないようにする。

上から見たところ

意識する筋肉

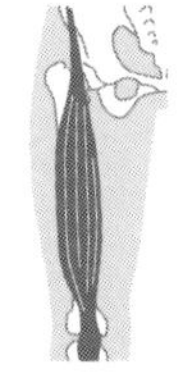

大腿直筋

❶～❷を左右 1 回ずつ行うのを 1 セットとし、朝晩に 1 セットずつ行う。

脊柱管ストレッチ③

そけい部のばし（腸腰筋ストレッチ）

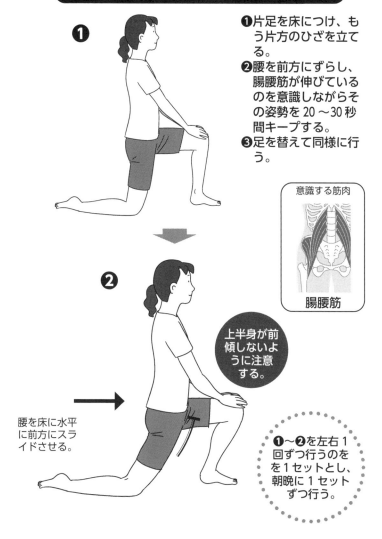

❶

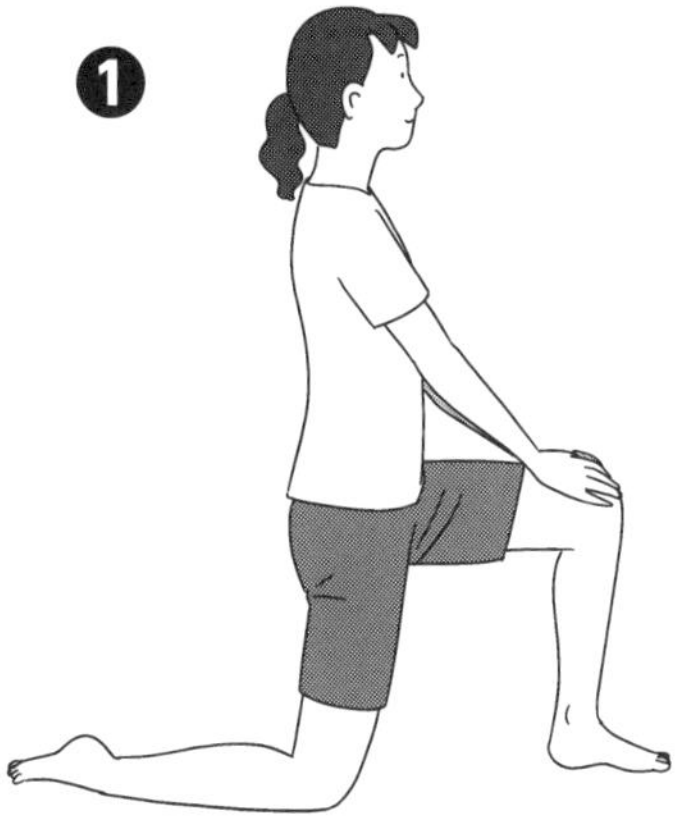

❶片足を床につけ、もう片方のひざを立てる。
❷腰を前方にずらし、腸腰筋が伸びているのを意識しながらその姿勢を 20 ～30 秒間キープする。
❸足を替えて同様に行う。

意識する筋肉

腸腰筋

❷

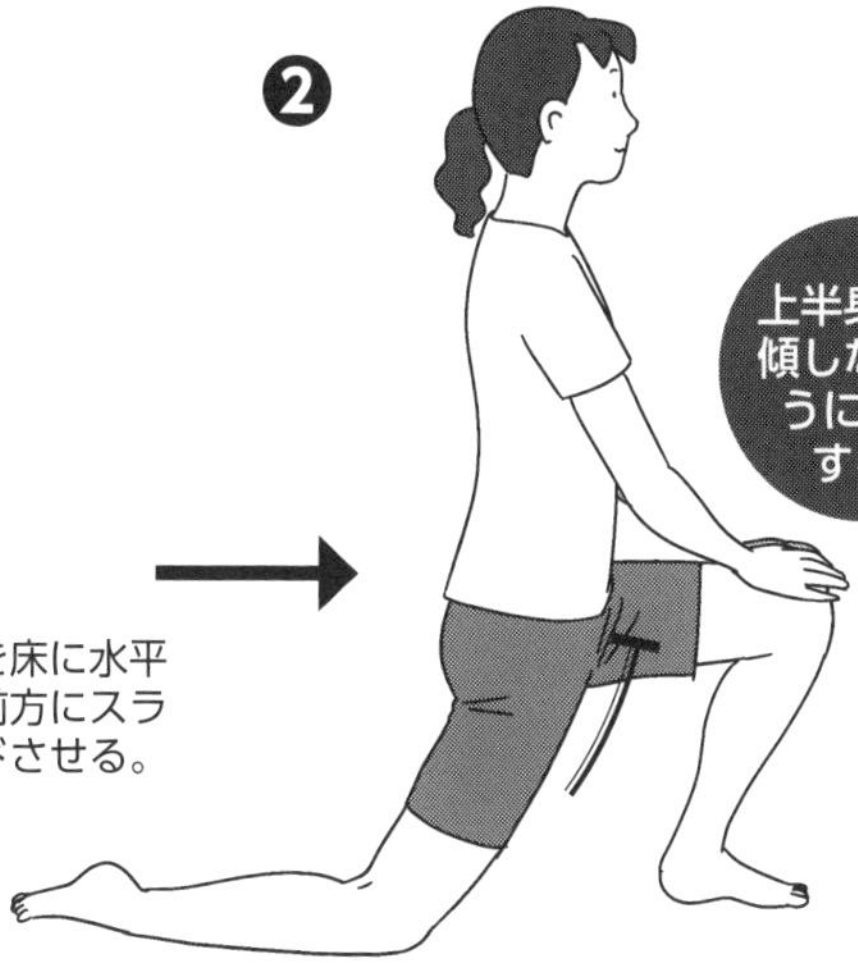

上半身が前傾しないように注意する。

腰を床に水平に前方にスライドさせる。

❶～❷を左右１回ずつ行うのをを１セットとし、朝晩に１セットずつ行う。

脊柱管ストレッチ④

正座おじぎ（広背筋ストレッチ）

❶正座の姿勢から両ひじと両手の小指をつけ、手のひらを上に向けて、おじぎをするように四つんばいになる。
❷腰を丸めて、お尻を後ろに引きながら、かかとに近づけていく。
❸できる範囲でお尻をかかとに近づける。その姿勢を 20 ～ 30 秒間キープする。

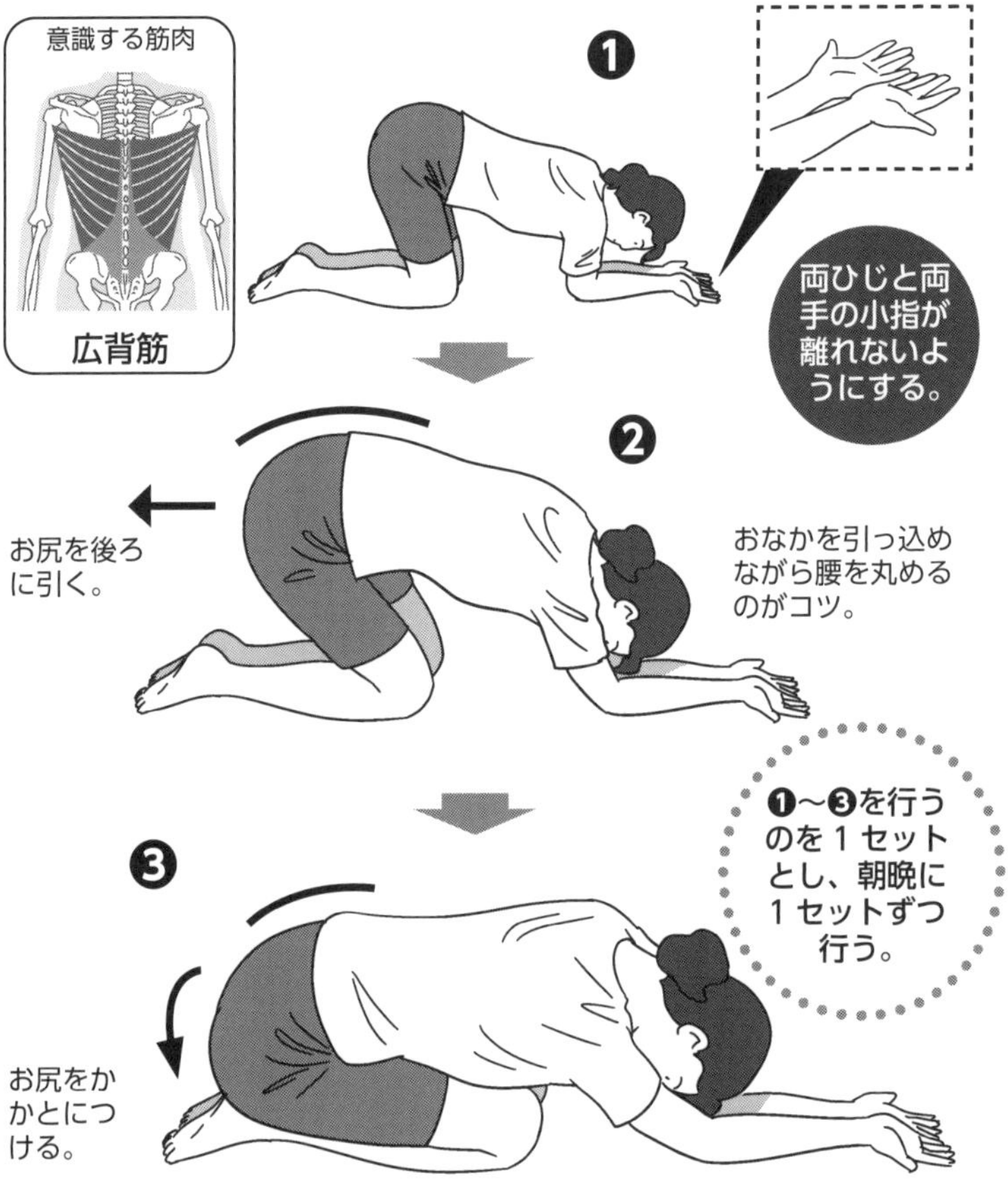

意識する筋肉
広背筋
❶
両ひじと両手の小指が離れないようにする。
❷
お尻を後ろに引く。
おなかを引っ込めながら腰を丸めるのがコツ。
❸
お尻をかかとにつける。
❶～❸を行うのを 1 セットとし、朝晩に 1 セットずつ行う。

Q25 第2にたわんだ靱帯を引き伸ばして脊柱管を広げるにはどんな体操が適していますか？

腰部脊柱管狭窄症《せきちゅうかんきょうさく》の患者さんは、加齢とともに黄色靱《じん》帯《たい》の厚みが増し、それが脊柱管に突出して神経を圧迫し、痛みやしびれを引き起こしているケースがほとんどです。また、腰椎《ようつい》を構成する椎骨と椎骨の間の空間（椎間孔）からは神経根という神経が左右に伸びており、この椎間孔も加齢で狭まり、それが神経根を圧迫して痛みやしびれの直接的な原因になります。

そこで、次に試してほしいのが、脊柱管や椎間孔の狭窄部位を広げる「狭窄リリース」です。腰椎を軽く丸めることで、たわんだ黄色靱帯を引き伸ばし、狭まった脊柱管や椎間孔を物理的に広げて神経の圧迫をゆるめることができます。

（吉原　潔）

たわんだ黄色靱帯を引き伸ばす

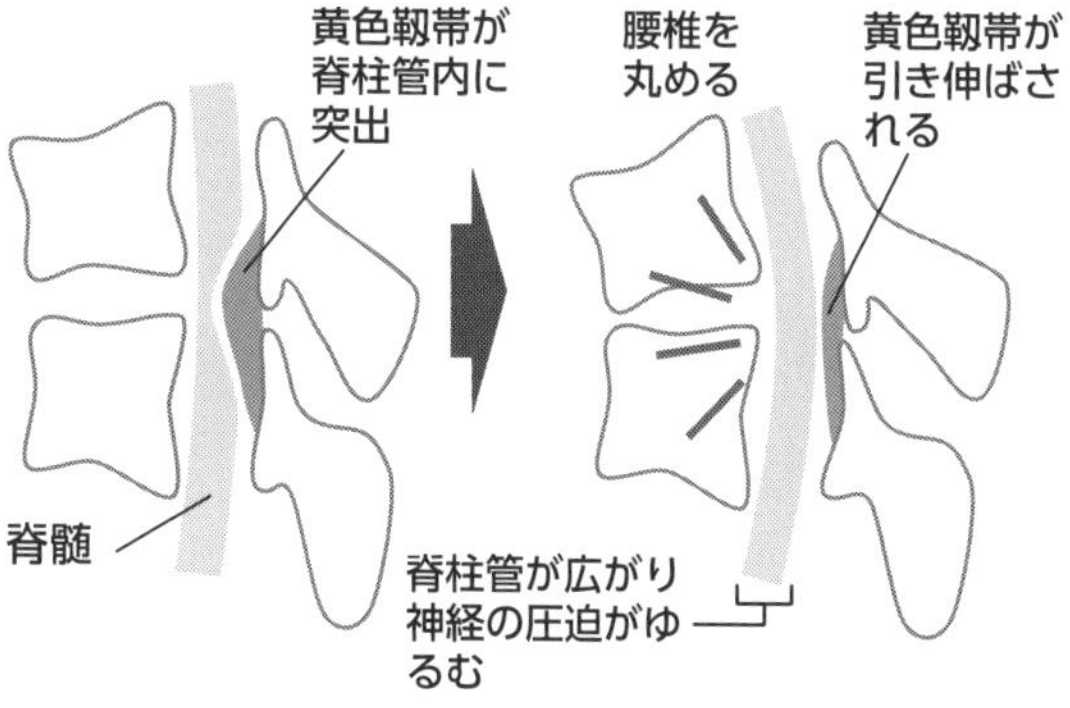
黄色靱帯が脊柱管内に突出
腰椎を丸める
黄色靱帯が引き伸ばされる
脊髄
脊柱管が広がり神経の圧迫がゆるむ

狭窄リリース①

ゴロ寝腰落とし

❶あおむけに寝て両ひざを立て、両手を腰の下に入れる。
❷おなかを引っ込めて、腰を床に押しつけ、腰椎を丸めた姿勢を 10 秒程度キープする。

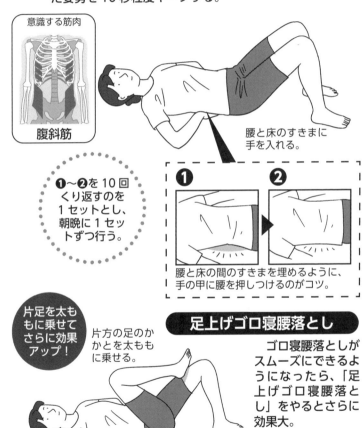

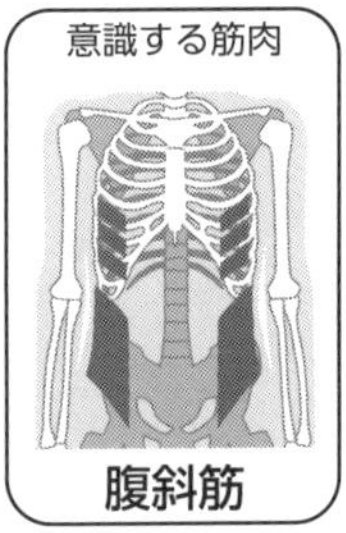

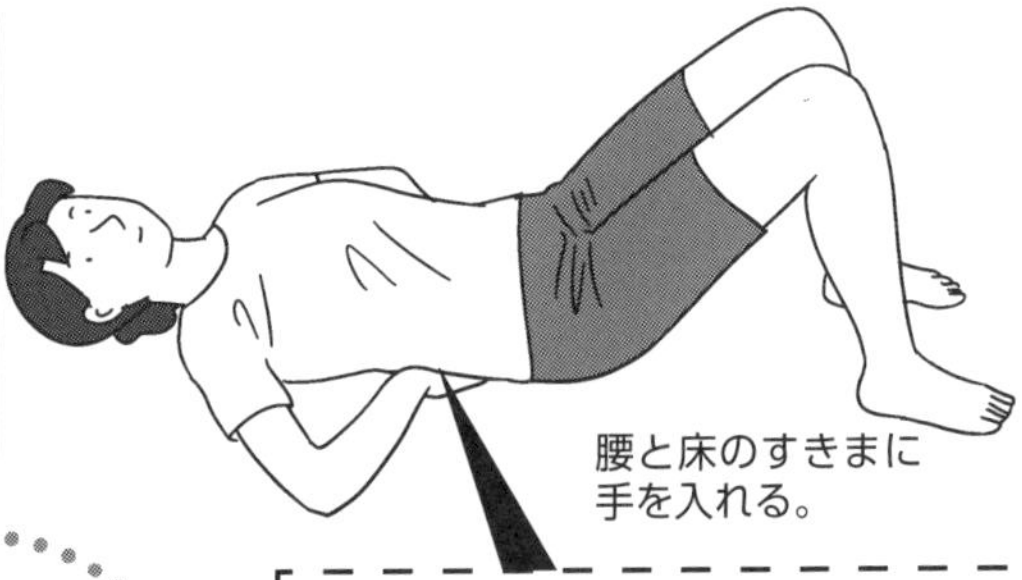

腰と床のすきまに手を入れる。

❶〜❷を 10 回くり返すのを 1 セットとし、朝晩に 1 セットずつ行う。

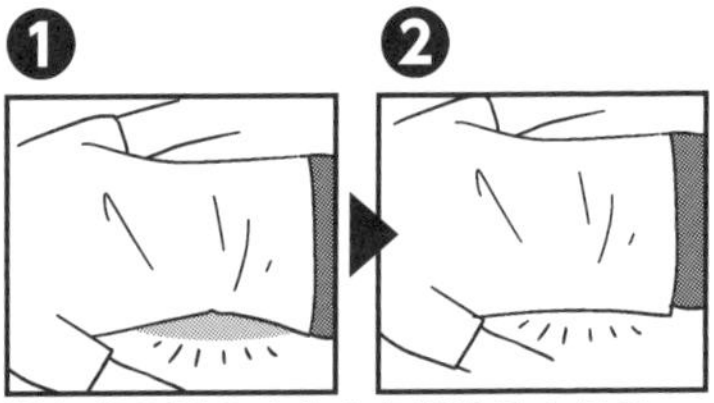

腰と床の間のすきまを埋めるように、手の甲に腰を押しつけるのがコツ。

片足を太ももに乗せてさらに効果アップ！

足上げゴロ寝腰落とし

片方の足のかかとを太ももに乗せる。

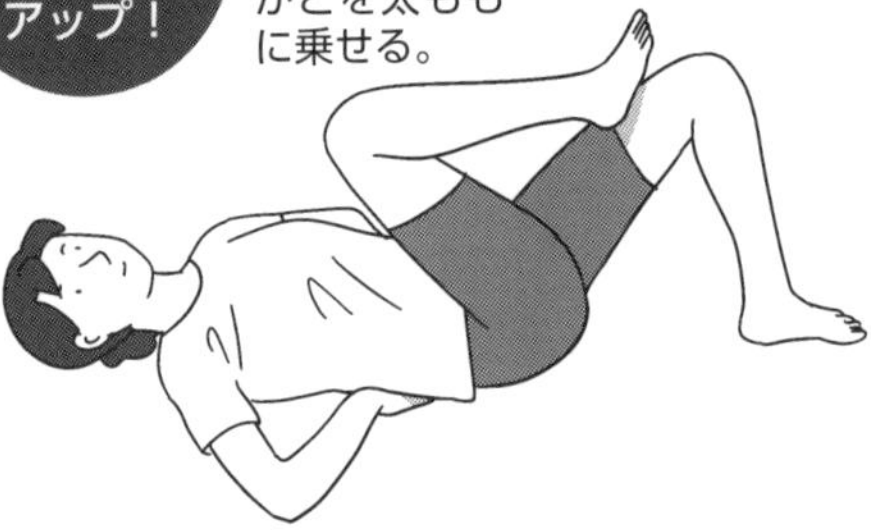

ゴロ寝腰落としがスムーズにできるようになったら、「足上げゴロ寝腰落とし」をやるとさらに効果大。

狭窄リリース②

四つんばいお尻落とし

❶床に両手をつき、四つんばいの姿勢になる。おなかを引っ込めながら背中を引き上げ、腰を丸めていく。
❷腰を丸めたまま、お尻を下げていく。腰を反らさないように注意すること。
❸お尻がかかとについたら、その姿勢を 10 秒間キープする。

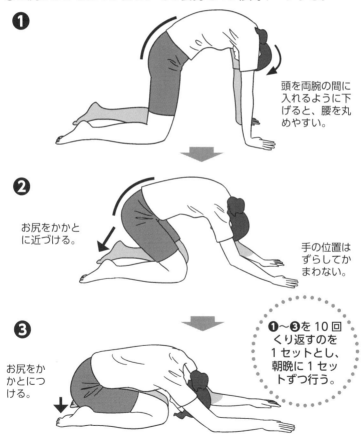

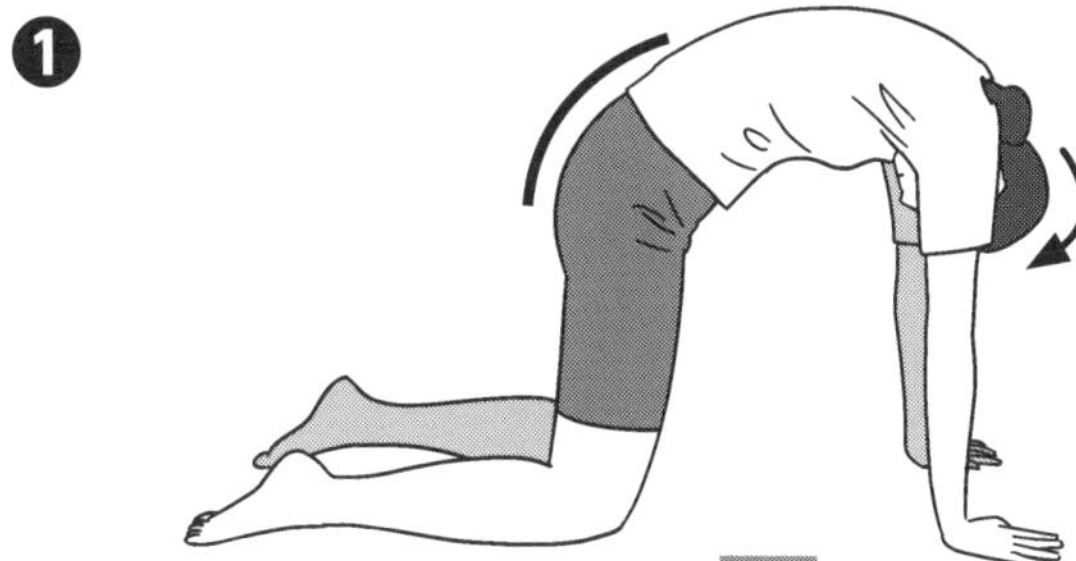
頭を両腕の間に入れるように下げると、腰を丸めやすい。

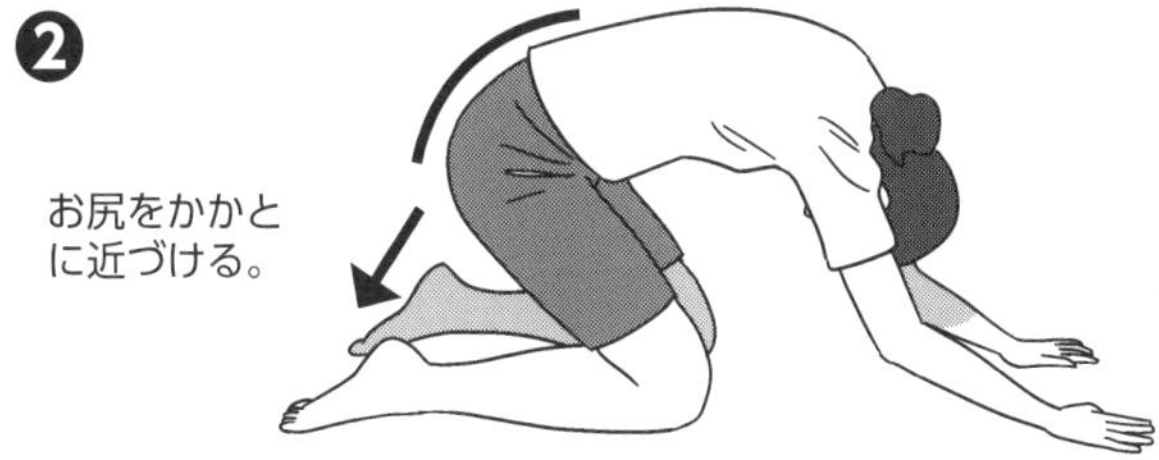
手の位置はずらしてかまわない。

❶～❸を 10 回くり返すのを 1 セットとし、朝晩に 1 セットずつ行う。

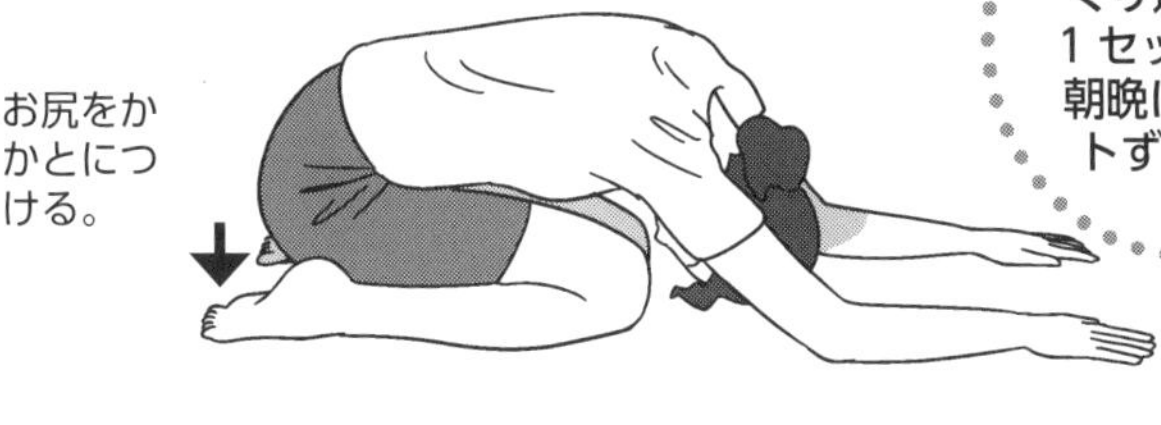
❸

Q26 第3に高齢でも無理なく体幹筋を鍛えられる体操はありませんか？

「脊柱管《せきちゅうかん》ストレッチ」で背骨の硬直をゆるめ、「狭窄《きょうさく》リリース」で神経の圧迫を除いたら、次のステップでは、その良好な状態を保てる体づくりに取り組んでほしいと思います。つまり、筋トレに取り組んでください。

筋トレといってもきつい運動を何回も行う必要はありません。各部位の筋トレをそれぞれ30秒程度やるだけです。これなら、高齢の方でも、運動嫌いの方でも、無理なく体幹筋を鍛えられるでしょう。しかも、脊柱管ストレッチと狭窄リリースの各体操は、できるだけ毎日行ってほしいのですが、「30秒筋トレ」は、週に3～4回、1～2日おきにやるだけで十分です。

以上の寝床エクサの効果は、当院の患者さんで実証ずみで、足腰の痛み・しびれが取れて延々と歩けるようになる人、背すじがしゃんと伸びる人、歩きがしっかりして杖《つえ》が不要になる人、検討していた手術をキャンセルできるようになった人などがたくさんいます。

（吉原　潔）

30秒筋トレ①

背中ブリッジ

❶あおむけに寝て両ひざを立てる。両手を体のわきに置く。
❷ひざが直角になるように、お尻を持ち上げ、その姿勢を 30 秒間キープする。

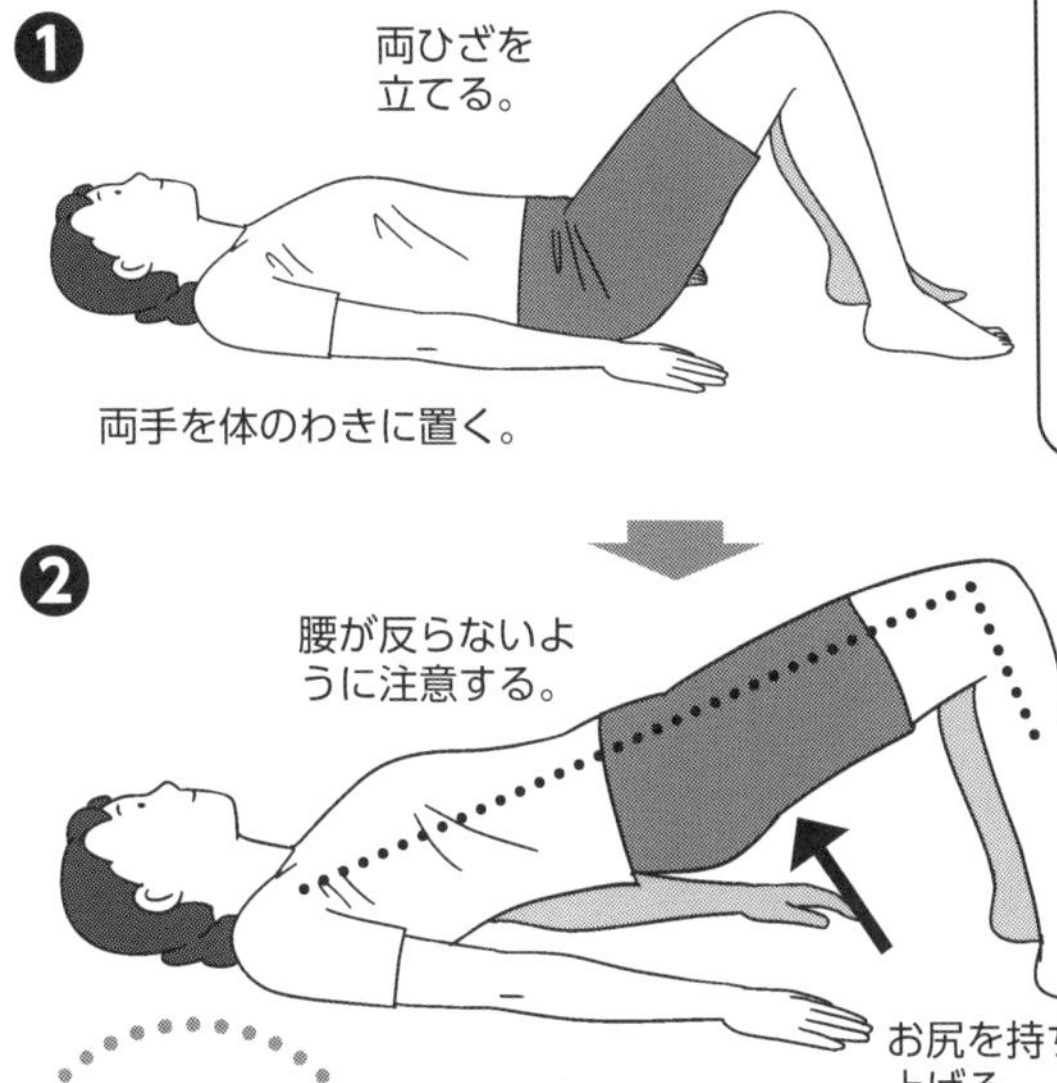
ひざを直角になるまで曲げる。
お尻を持ち上げる。

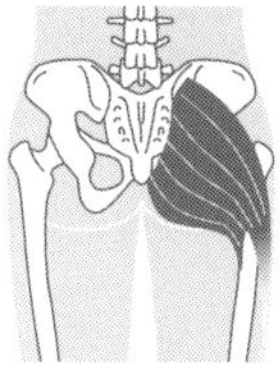
意識する筋肉
大殿筋

❶〜❷を２回行うのを１セットとし、週に３〜４セット行う。

片足を上げればさらに効果アップ！

❶〜❷でひざを直角になるまで曲げたら、片足を伸ばして30秒キープするのを1セットとし、週に3〜4セット行う。

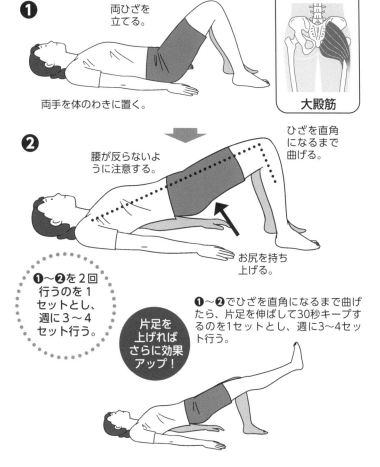

30秒筋トレ②

横向き足上げ

❶横向きに寝て、下側の足のひざを軽く曲げる。
❷上側の足をまっすぐに保ったまま、高く持ち上げて５秒間キープする。
❸足を替えて同様に行う。

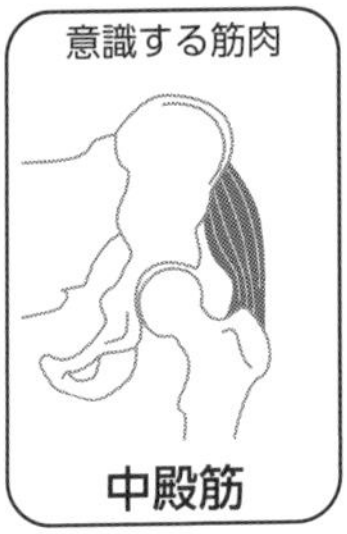

❶

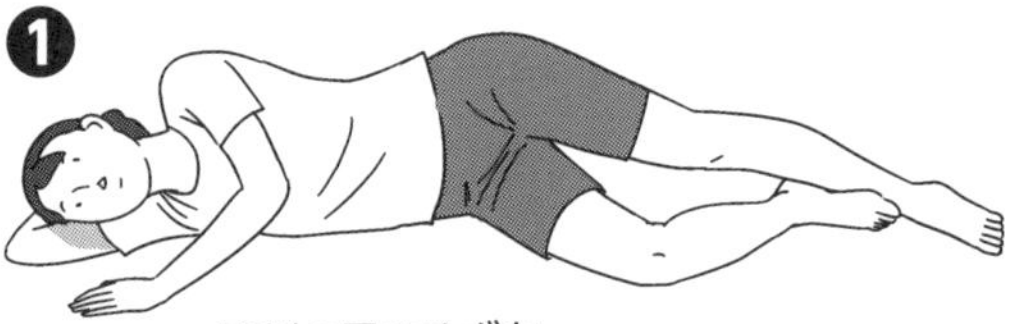

下側の足のひざを
軽く曲げる。

❷

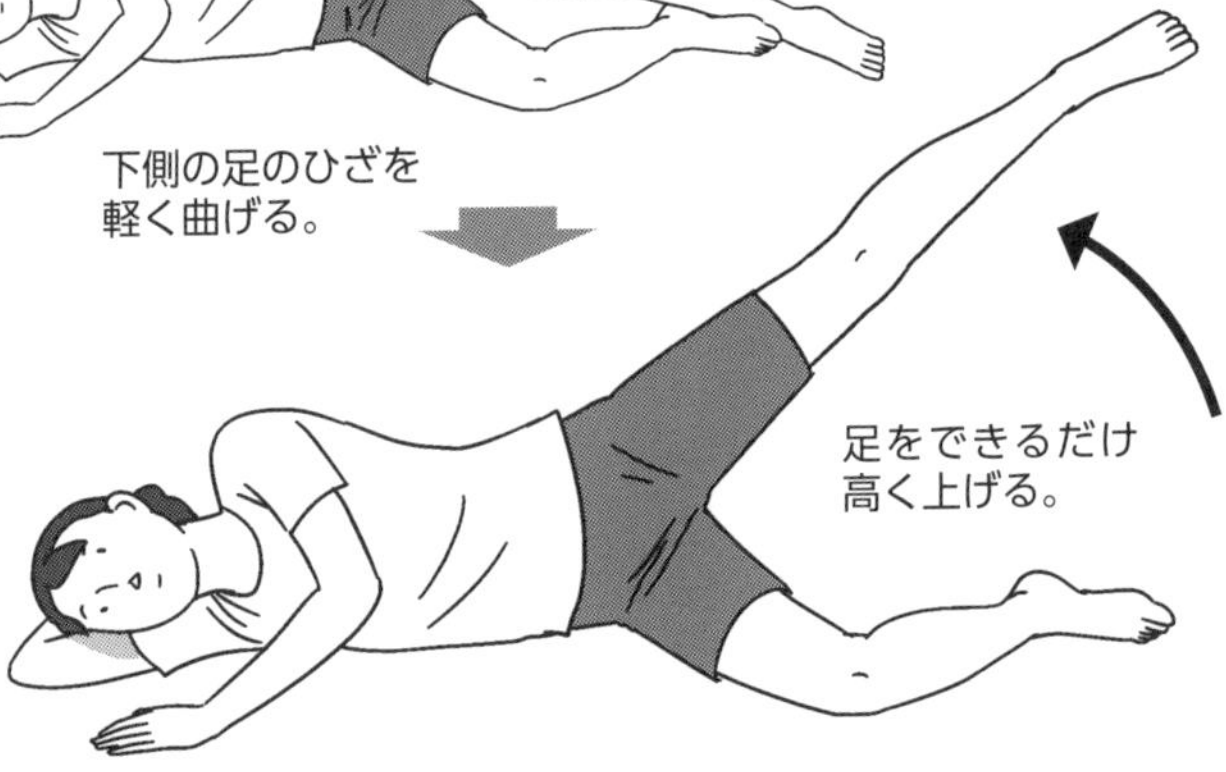

足をできるだけ
高く上げる。

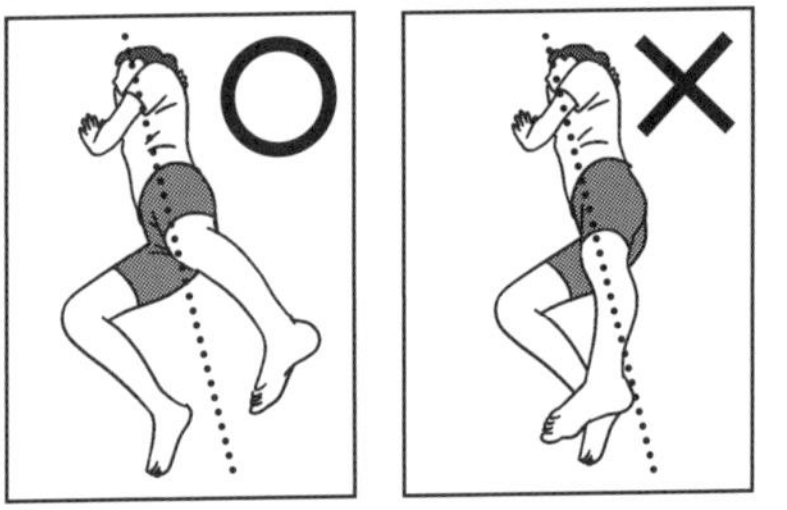

体の中心線より後ろに足を上げる。前に上げるのはＮＧ。

❶～❷を10回行ったら、足を替えて同様に行うのを１セットとし、週に3～4セット行う。

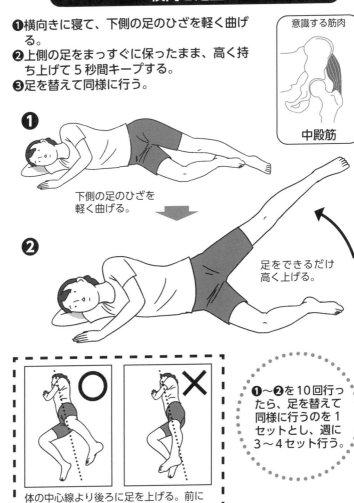

30秒筋トレ③

四つんばいバランス

❶四つんばいになる。
❷一直線になるように、右手と左足を上げて 10 秒間キープすることを 3 回くり返す。
❸上げる手足を左手と右足に入れ替えて、同様に行う。

❶

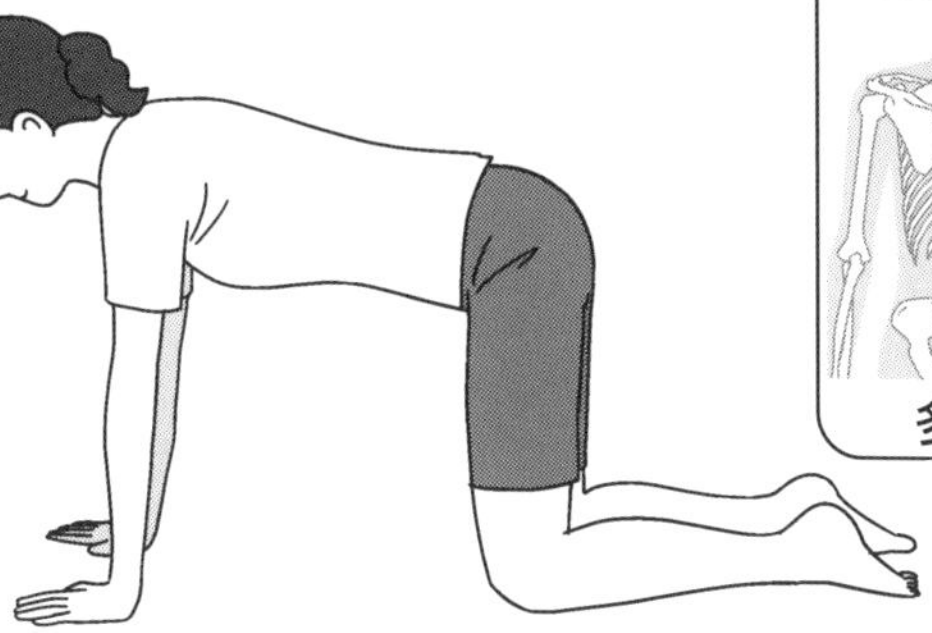

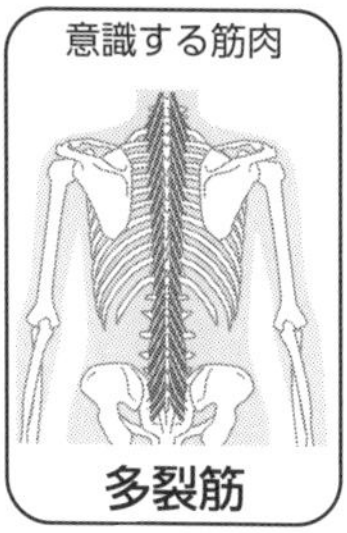
意識する筋肉
多裂筋

❷

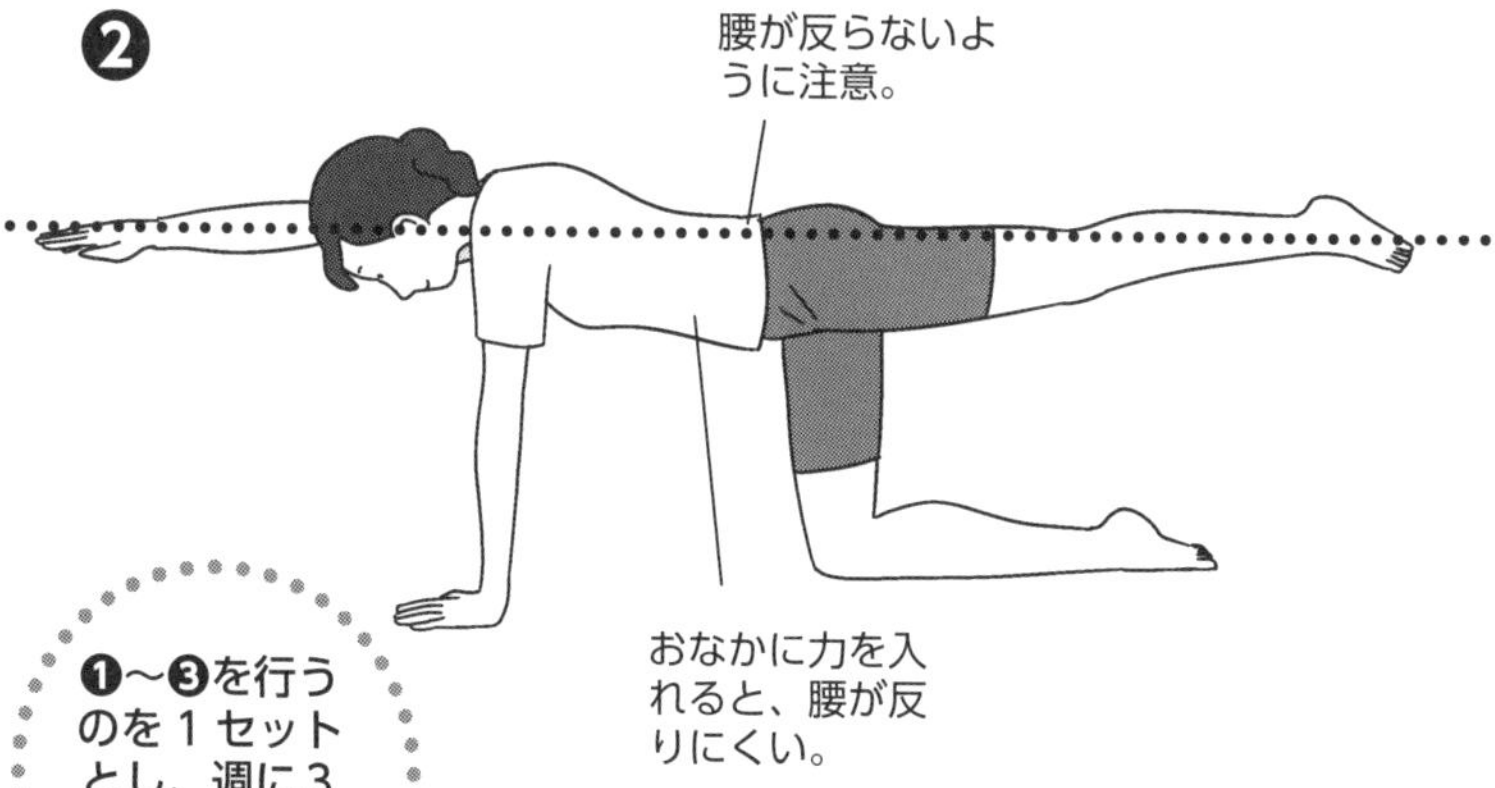
腰が反らないように注意。
おなかに力を入れると、腰が反りにくい。

❶～❸を行うのを 1 セットとし、週に 3 ～ 4 セット行う。

Q 27 脊柱管狭窄症の悪化を防ぐために、ふだんの生活ではどのような点に注意すればいいですか？

腰部脊柱管狭窄症《せきちゅうかんきょうさく》は、加齢による腰椎《ようつい》や周辺組織の変形・変性で脊柱管が狭まって神経を圧迫することで発症します。つまり、症状をこれ以上悪化させないためには、日常生活で腰椎を使いすぎないようにすることが大切です。

特に、かがむときや物を持ち上げるときの姿勢には十分に気をつけてください。背中が丸まった状態で物を持つと、腰椎に大きな負担がかかるので、日常的にくり返すと症状の悪化につながりかねません。

腰椎に負担をかけないためには、背中をまっすぐに保ったままお尻《しり》を後ろに突き出し、股《こ》関節から体を曲げることが大切です。タンスや冷蔵庫の下の引き出しをあけるとき、床の荷物を持ち上げるときなどは、この基本姿勢を忘れないでください。

（吉原　潔）

かがむときの基本姿勢

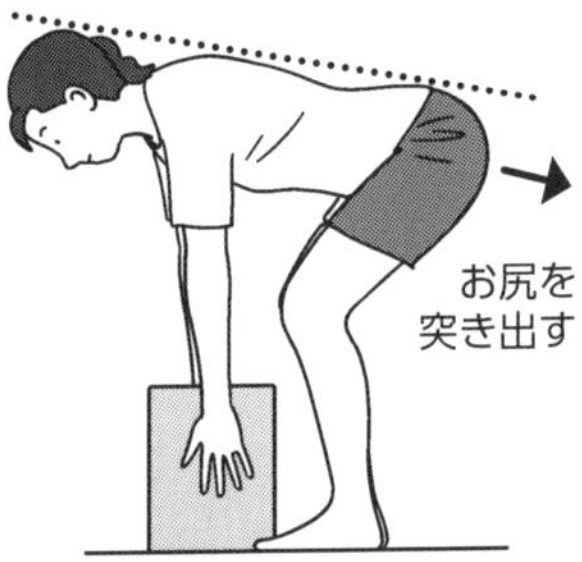

背中を丸めず、股関節を曲げてお尻を突き出し、背中をまっすぐに保ったままかがむことが肝心。

Q28 脊柱管狭窄症で手術が必要かどうかは、どう判断しますか？

腰部脊柱管狭窄症《せきちゅうかんきょうさくしょう》は、神経の圧迫された部位によって、①神経根型、②馬尾《ばび》型、③神経根と馬尾の両方が圧迫される「混合型」の３つのタイプに分けられます（34ページ参照）。

①神経根型は、脊髄《せきずい》から左右に枝分かれした神経根が脊柱管の狭窄によって圧迫されて症状が現れるタイプで、多くの場合、症状は左右片側だけに現れます。脊柱管狭窄症の患者さんの多くがこのタイプに当てはまります。

神経根型は、薬物療法や運動療法などの保存療法を３～６ヵ月ほど続けることで、症状が改善する例が多く見られます。しかし、保存療法を続けても症状に改善が見られず、10～20メートル程度しか歩けないような重度の間欠性跛行《はこう》（こま切れにしか歩けなくなる症状）が現れた場合には日常生活にも支障をきたすので、手術をおすすめしています。

②馬尾型は、脊髄の末端にある馬尾という神経の束が圧迫されて起こります。馬尾

こんな症状が現れたら手術を検討

歩行障害

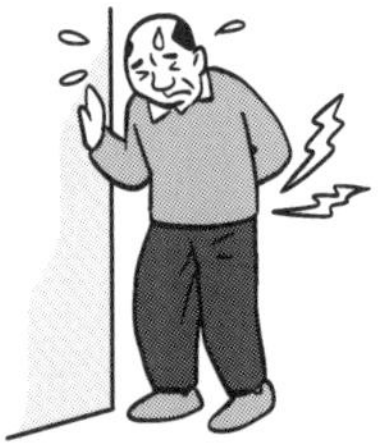

10～20メートルも続けて歩けないような重度の間欠性跛行があり、日常生活に支障がある場合。

下垂足

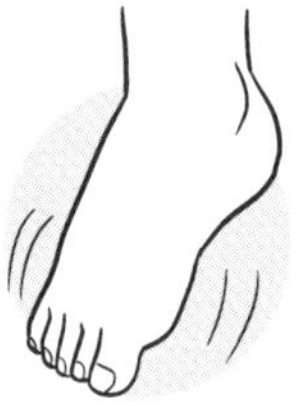

足首の先が上がらずに垂れ下がった「下垂足」などのマヒ症状が現れた場合。

排尿・排便障害

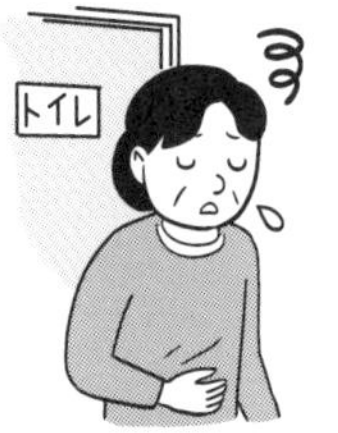

残尿感や尿閉、失禁頻尿、便秘などの排尿・排便障害が出た場合。

が圧迫されると、左右両側のお尻《しり》から下肢《かし》にかけて痛みやしびれなどの症状が現れます。陰部・お尻《しり》まわりに灼熱《しゃくねつ》感などの異常感覚が現れることもあります。悪化すると、足首から先の部分が上がらずに垂れ下がった状態になる「下垂足《かすいそく》」などのマヒ症状が起こることがあります。

さらに、残尿感や尿閉（尿が出づらくなること）、歩行時の失禁や頻尿、便秘などの排尿・排便障害が現れることもあります。こうした症状が出た場合には、保存療法では改善が見込めないので、できるだけ速やかに手術を受けるのが望ましいとされています。

③混合型は、神経根と馬尾が圧迫されているため、①神経根型と②馬尾型の両方の症状が現れます。保存療法では改善しないことが多く、手術が治療の中心になります。

（渡辺航太）

Q29 脊柱管狭窄症では、どのような手術が行われますか？

腰部脊柱管狭窄症《せきちゅうかんきょうさく》の手術には、大きく分けて2つの種類があります。

1つは、脊柱管を広げて神経の圧迫を除く「除圧術」です。具体的には、神経を圧迫している骨を削ったり肥厚《ひこう》した黄色靱帯《じんたい》（靱帯とは、骨と骨をつなぐ丈夫な線維組織）という組織を切除したりする方法です。除圧術には主に、昔ながらの切開で行う手術、顕微鏡で行う手術、内視鏡で行う手術があります。最近は、「棘突起縦割除圧《きょくとつき》」などの低侵襲《しんしゅう》アプローチの手術も開発されています。

もう1つは、除圧術を行った後にネジで腰椎《ようつい》を固定する「固定術」です。腰椎に不安定性がある人、腰椎すべり症の人、腰椎が側弯《そくわん》している人などが固定術の適応になります。

医師から手術をすすめられた場合には、どんな術式で行うのか、ほかの術式と比べてどんなメリットやリスクがあるのか、退院までの見通しやその後の通院などをたずね、しっかり理解したうえで手術を受けるようにしてください。

（渡辺航太）

腰部脊柱管狭窄症の主な手術法

除圧術(開窓術・椎弓形成術)の一例
棘突起縦割除圧

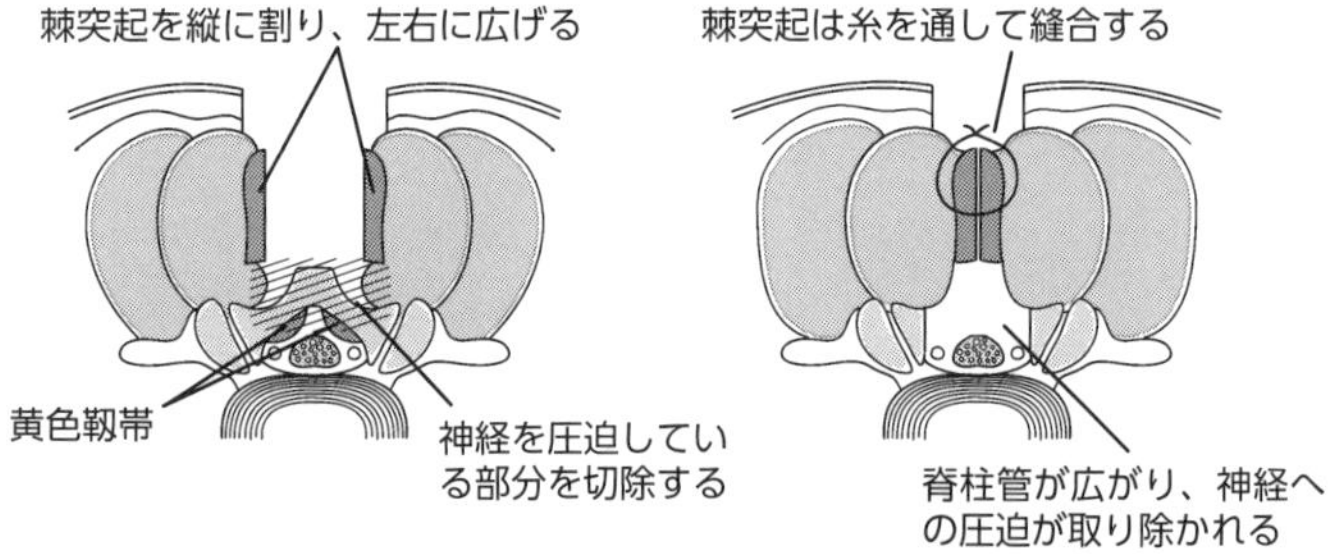

棘突起を縦に割り、左右に広げる
棘突起は糸を通して縫合する

脊柱管が広がり、神経への圧迫が取り除かれる

除圧術（「開窓術」「椎弓形成術」ともいう）は、狭窄の原因となっている椎弓のうち、神経を圧迫している骨と黄色靭帯を部分的に切除し、できるだけ椎弓を温存する方法。最近は、「棘突起縦割除圧」などの低侵襲な手術も開発されている（上の図参照）。

固定術の一例

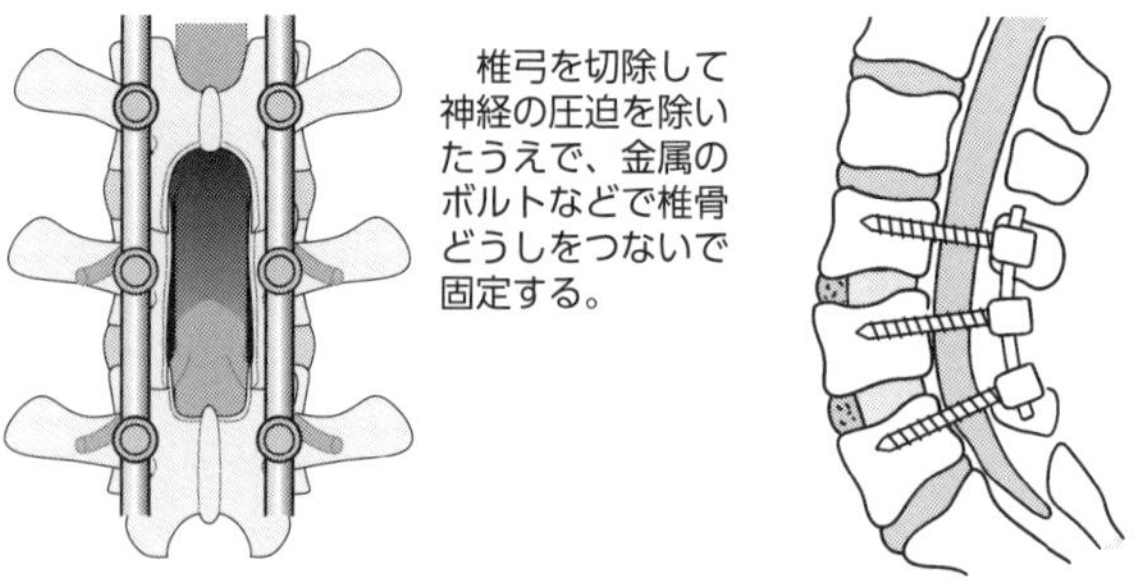

椎弓を切除して神経の圧迫を除いたうえで、金属のボルトなどで椎骨どうしをつないで固定する。

狭窄が複数ヵ所に及んでいる場合や、腰椎すべり症、変性側弯症、加齢などにより椎間関節が変形して背骨が不安定な状態の人には、除圧術で神経への圧迫を除いたのち、金属のボルトなどを使って椎骨と椎骨を留めて固定する。

Q 30 一般的に行われる除圧手術を受ければ、足裏の痛みやしびれはよくなりますか？

腰部脊柱管狭窄症《せきちゅうかんきょうさく》で腰椎《ようつい》（背骨の腰の部分）の手術を受けるメリットは、狭窄していた脊柱管を物理的に広げることによって、症状の直接的な原因となっている神経の圧迫を速やかに除けることにあります。

しかし、神経の圧迫を除いたからといって、すべての症状がたちまち消え去るわけではありません。一般に、除圧術により神経の圧迫を除くと、足腰や足裏の痛みは消失、もしくは大幅に軽減させることができます。その一方で、下肢《かし》のしびれは残ることが多く、月単位でゆるやかに改善していくという経過をたどります。回復の速さは、神経が圧迫されていた期間や損傷の程度、部位や患者さんの年齢によっても異なります。特に、手術部位に近いお尻《しり》や太ももなどから徐々にしびれが解消していくことが多く、足の裏のしびれは最後まで残りやすい傾向にあります。

『腰部脊柱管狭窄症診療ガイドライン２０１１』でも、「手術によって間欠性跛行《はこう》（こま切れにしか歩けなくなる症状）の改善は期待できるものの、約８割の人に下肢のしびれが残る」と記されています。手術を受ければ、さまざまな症状がすぐさま完全に消えてなくなるわけではないことを十分に理解しておいてください。

手術自体の成績は良好ですが、同ガイドラインには、「術後4～5年は7～8割もの人が良好な状態を保てるが、それ以上の長期に及んだ場合には、成績が低下する」とも記載されています。もともと脊柱管狭窄症の発症原因が加齢性の変化なので、年月の経過とともに再び腰椎の変形・変性が進行して症状が再発することも少なくないのです。

そもそも、手術にあまりにも期待を寄せるのは考えものです。例えば、手術を受けたからといって、若いころのように走り回れるようになるわけではありません。どこまで回復するかは、手術を受ける前に、どの程度の体力を維持していたか、運動習慣があったかなどによっても異なります。体力作りをある程度していた人であれば、回復も早く、運動習慣がある人であれば、腰椎を支える体幹の筋肉が回復しやすいので、再発が少なくなります。手術後も、主治医の指導のもとでリハビリをしっかり行って、再発させない体力作りを心がけてください。

（渡辺航太）

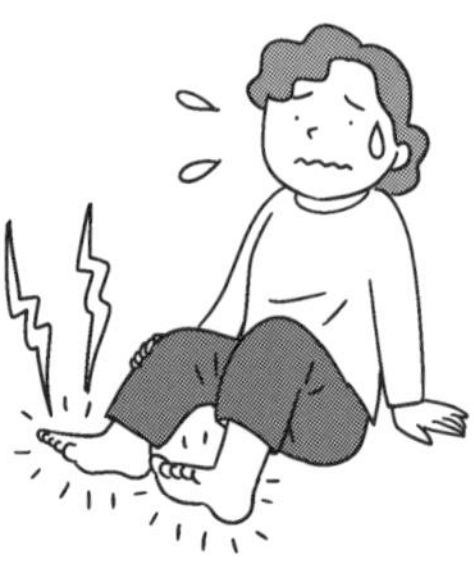

Q31 除圧手術でよくならない場合、固定術を受ければ足裏の痛みやしびれはよくなりますか？

固定術は、腰椎《ようつい》すべり症や側弯症《そくわんしょう》などがあり、腰椎が不安定な患者さんに選択される手術法です（67ジペー参照）。最近では固定術においても、切開部を小さくし、筋肉を極力傷つけない低侵襲《ていしんしゅう》の手術を行える医師も増えてきました。

しかし、固定術は、腰椎を固定し動かないようにする手術なので、手術後は手術部位に隣接した椎骨へ大きな負担がかかるようになります。特に、手術部位のすぐ上に大きな負荷がかかり変形が進みやすくなります。すると、腰部脊柱管狭窄症《ようぶせきちゅうかんきょうさくしょう》はもとより、腰椎すべり症や側弯症などの再発を招きかねません。

腰椎の状態によっては、固定術を選ばざるを得ないこともあります。しかし、条件が許すのであれば、できるだけ除圧術だけですますほうが、結果として腰椎の負担を減らすことにつながります。それよりも、除圧術で足裏の痛みやしびれがよくならないなら、別のところにあるかもしれない原因を探ることが先決です。手術しても症状が改善しない場合に考えられる原因については次のジペーで説明しています。（渡辺航太）

Q32 脊柱管狭窄症の手術を受けたのに、足裏のしびれが消えません。どんな理由が考えられますか？

腰部脊柱管狭窄症《せきちゅうかんきょうさく》の手術を受けると、腰や下肢《かし》の痛みは比較的速やかに改善するのに対して、しびれは、手術によって軽減するものの、症状として残るケースが少なくありません。その後、しびれは徐々に消えていきます。しかし、いつまでたっても手術前とほぼ変わらない症状が残る場合、以下のケースが考えられます。

①神経を圧迫していた骨や黄色靱帯《じんたい》などの組織を十分に除去できなかった。
②手術前の検査では見つからなかった狭窄が、手術した部位以外にまだ残っている。
③手術により腰椎《ようつい》が不安定になり、すべりが生じるなどして脊柱管が狭窄した。
④手術前の段階ですでに神経の損傷が著しく、神経の回復に時間がかかっている。

このほか、心理的要因でしびれがなかなか消えない患者さんもいます。

まずは、担当医に相談し、足裏のしびれが消えない理由をたずねてみるといいでしょう。主治医の説明に納得できない場合には、セカンドオピニオンを利用するのも一案です。

（渡辺航太）

第3章

椎間板ヘルニアからくる足裏の痛み・しびれについての疑問８

Q33 足裏の痛みやしびれを診てもらったら「腰椎椎間板ヘルニア」との診断。どんな病気ですか？

腰椎《ようつい》椎間板ヘルニアは、20～40代の比較的若い世代で発症し、女性よりは男性に多く見られる腰椎（背骨の腰の部分）の病気です。

椎間板とは、椎骨（背骨を構成する骨）と椎骨の間にある軟骨組織で、背骨に加わる衝撃を吸収するクッションの役割をしています。椎間板の中心には「髄核《ずいかく》」と呼ばれる弾力に富んだゼリー状の組織があり、その周囲を「線維輪《りん》」というコラーゲン線維でできた丈夫な線維組織が取り囲んでいます。加齢により腰椎の椎間板が老化するなど、なんらかの原因によって線維輪にヒビ割れが生じると、髄核が本来あるべき位置からずれて外に飛び出ることがあります。この飛び出た状態を「ヘルニア」といい、腰椎の椎間板で起こっているので「腰椎椎間板ヘルニア」と呼びます。**第4腰椎と第5腰椎の間の椎間板で起こりやすいとされています。**

飛び出たヘルニアが神経を圧迫すると、腰痛だけでなく、お尻《しり》から下肢《かし》、足裏にかけて「坐骨《ざこつ》神経痛」と呼ばれる激痛としびれが現れます。ヘルニアがどの神経を圧迫

腰椎椎間板ヘルニア

■横から見た図

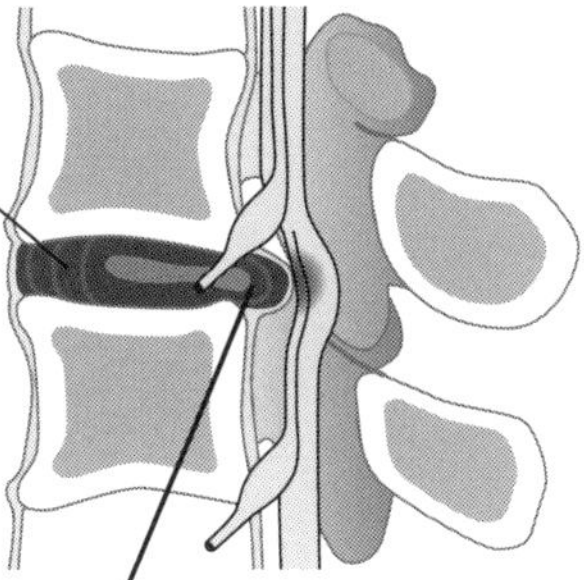

■上から見た図

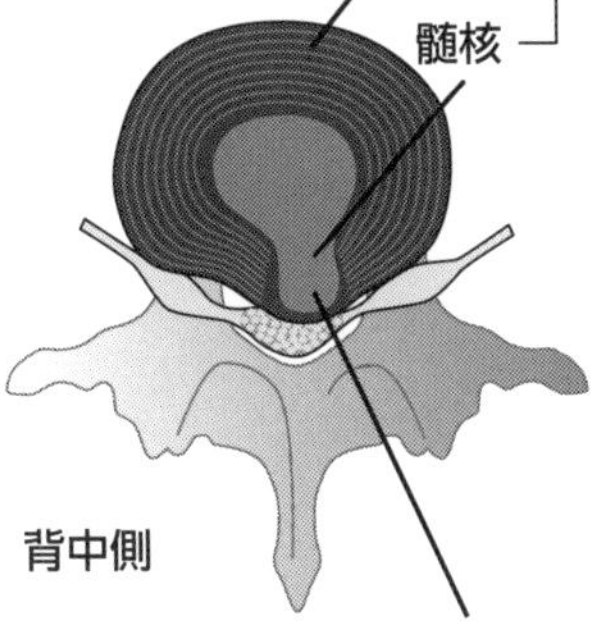

しているかによって、症状が現れる部位も異なります（44ページ参照）。

椎間板ヘルニアになる原因には、椎間板に強い圧力が加わったり、加齢によって椎間板が老化したりすることがあげられます。体質的にヘルニアになりやすい人もいます。ドライバーなど腰椎に負担のかかりやすい職業や、家庭や職場でのストレスも原因になるとされています。

また、「腰椎椎間板ヘルニア診療ガイドライン」では、１日に10本以上のタバコを吸うと、発症リスクが約20％高くなることも報告されています。

（渡辺航太）

Q34 足裏の痛み・しびれがヘルニアか脊柱管狭窄症か、見分ける方法はありますか？

腰椎椎間板《ようつい》ヘルニアも、腰部脊柱管狭窄症《せきちゅうかんきょうさく》も、神経が圧迫されることによって足腰の症状が出現します。腰痛だけでなく、お尻《しり》や下肢《かし》、足裏にしびれが現れる「坐骨神《ざこつ》経痛」が起こることも共通しています。間欠性跛行《はこう》（こま切れにしか歩けなくなる症状）は、脊柱管狭窄症の典型症状ですが、椎間板ヘルニアでも、間欠性跛行が出現することがあります。このように共通する症状が多く、両疾患《しっかん》とも病態として腰椎の椎間板の膨隆《ぼうりゅう》（盛り上がりや膨らみ）を伴うため、MRI（磁気共鳴断層撮影）などの検査画像を見ただけでは判別しにくいケースも見られます。

一般に、椎間板ヘルニアは、腰を反らせると痛みやしびれなどの症状が軽減し、脊柱管狭窄症では、腰を丸めると症状が軽減するとされています。また、椎間板ヘルニアは若壮年（20～40代）に多く、脊柱管狭窄症は50代以降に多いとされています。ただし、すべてのケースに当てはまるとは限りません。どちらの疾患かの正確な診断には、整形外科の受診が必要です。

（渡辺航太）

Q35 椎間板ヘルニアでは、どんな治療を受けることになりますか？

腰椎《ようつい》椎間板ヘルニアでは、日常生活に支障をきたすような重い症状がない限り、保存療法（手術以外の治療法）で治療します。なぜなら、**ヘルニアは自然と治ってしまうことが多い**からです。椎間板から髄核《ずいかく》が飛び出ると、血液中の白血球の成分がそれを異物と見なして攻撃するため、ヘルニアは徐々に縮小して消失することがわかっています。飛び出た髄核が自然吸収されるまでにかかる時間は半年程度です。

症状が治まるまでの期間は、非ステロイド性消炎鎮痛薬（ＮＳＡＩＤｓ《エヌセイズ》）などの薬物療法を行います。痛みが強い場合にはブロック注射を行うこともあります。プレガバリンなどの神経障害性疼痛《とうつう》に効果のある薬を用いることもあります。これは非常に有効で、手術例が減ったともいわれています。痛みが落ち着いてきたら、運動療法で腰椎を支える筋肉を鍛えるなどして症状の再発を防ぎます。ただし、馬尾《ばび》神経が障害され、下肢《かし》のマヒ症状や排尿・排便障害が現れた場合には、48時間以内の緊急手術が必要とされています。直ちに脊椎《せきつい》外科の専門医に相談してください。

（渡辺航太）

Q36 椎間板ヘルニアに有効な体操はありませんか？

腰椎《ようつい》椎間板ヘルニアには、前屈して腰椎を丸める姿勢を取ると足腰の痛みが悪化し、腰を後ろに反らす姿勢で症状が軽減するという特徴があります。これは、腰を反らすことで背中側に飛び出ていた髄核《ずいかく》が前方に動いて突出の度合いが減るためです。

足裏の痛みやしびれが強く現れているときには無理をする必要はありませんが、鎮痛薬などの薬物療法によって痛みが和らいできたら、積極的に体を動かして、腰椎を支える筋肉を鍛えるようにしてください。腰椎周辺の筋力がアップすると、椎間板にかかる負担が減るので、症状の改善や再発防止に役立ちます。

そのさいの運動としておすすめなのが**「腰反らし体操」**です。うつぶせの姿勢から腰を反らすだけの簡単な体操ですが、線維輪《りん》から飛び出た髄核が戻るような動きになるため、症状の改善につながることがわかっています。

腰反らし体操は、できる範囲で始めて徐々に大きく腰を反らすようにするといいでしょう。ただし、この運動を行って症状が悪化するようなら、直ちに中止してかかりつけの医師に相談してください。

（渡辺航太）

「腰反らし体操」のやり方

レベル１　ひじ立て腰反らし

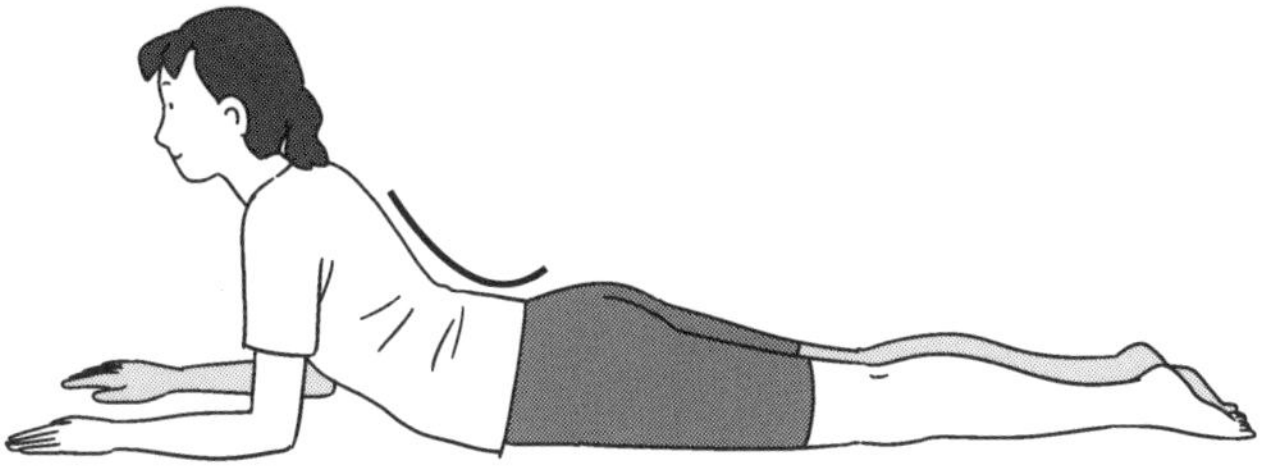

うつぶせになり、両ひじを床につけて上体を起こして腰を反らす。そのままの姿勢で 10 秒保ち、ゆっくりうつぶせの姿勢に戻る。上体を起こしている時間を徐々に１分間まで延ばす。

レベル２　腕立て腰反らし

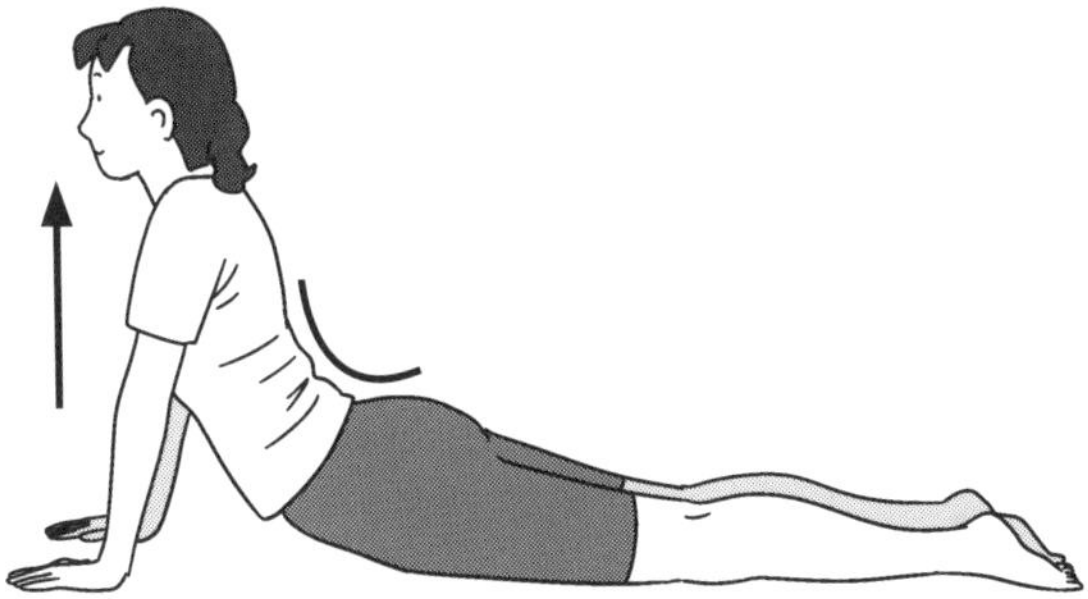

レベル１ができるようになったら、手のひらをつけて上体を起こして腰を大きく反らす。そのままの姿勢で 10 秒静止してもとに戻す。

１日５回から始めて、１日１回ずつ増やしていき、１日 10 回まで増やしたら、その後は１日 10 回を維持する。

決して無理はしないこと。症状が悪化するようなら直ちに中止してかかりつけの医師に相談する。

Q37 椎間板ヘルニアを低負担で治せる新治療があると聞きました。どんな治療法ですか？

注射療法「ヘルニコア」は、腰椎《ようつい》椎間板ヘルニアの新しい治療法として今、大きな注目を集めている治療法です。具体的には、椎間板の髄核《ずいかく》の保水成分を分解する「コンドリアーゼ」という酵素を、注射で直接髄核に注入します。保水力を減らすことで椎間板の内圧が下がり、飛び出たヘルニアが徐々に縮小し、神経への圧迫を減らすことができるのです。臨床試験の成績では、痛みの評価スケールで50％以上の改善を有効とした場合、7〜8割の人に効果が認められたとされています。慶應義塾大学病院でもヘルニコアによる治療を行っており、2019年7月の時点で、有効率82％という優れた実績を誇っています。

治療は局所麻酔で行い、入院は1泊2日程度で、2018年8月から健康保険の適用になっています。ただし、髄核や椎骨の状態によっては、有効性が期待できないこともあります。患者さんは自分のヘルニアの状態を医師に評価してもらい、十分な説明を受けたうえで、ヘルニコアを受けるかどうか判断してください。

（渡辺航太）

Q38 椎間板ヘルニアは、どんな状態になったら手術が必要ですか？

腰椎《ようつい》椎間板ヘルニアの症状は、多くの場合、片側に現れます。椎体の背中側には後縦靱帯《こうじゅうじんたい》という丈夫な線維組織があるので、線維輪《りん》から脱出した髄核《ずいかく》は、多くの場合、左右どちらかに偏って飛び出ます。そのため、片側の神経根が圧迫されて、症状も片側に現れるのです。こうした腰椎椎間板ヘルニアの多くは、手術の必要はなく保存療法で症状が治まるとされています。

しかし、ヘルニアが後縦靱帯を破ってまっすぐ飛び出て、脊髄《せきずい》から続く馬尾《ばび》という神経が圧迫されると、**馬尾症状といわれる下肢《かし》の筋力低下やマヒ、尿閉（尿が出づらくなること）や尿失禁、排便障害などが起こる**ことがあります。

「腰椎椎間板ヘルニア診療ガイドライン」では、馬尾症状が現れた場合には、**48時間以内の手術が望ましいとしています**。48時間以内に手術をした場合と、それ以後に手術をした場合とでは、症状の回復に有意差が見られたからです。症状を残さないためにも、馬尾症状が現れたらすぐに脊椎《せきつい》外科の専門医に相談してください。（渡辺航太）

Q39 椎間板ヘルニアの手術について教えてください。

腰椎《ようつい》椎間板ヘルニアの手術にはいくつかの種類があります。

「腰椎椎間板切除術（ラブ法）」は、従来から行われている方法で、全身麻酔をかけ、うつぶせの状態の患者さんの腰部を4～5㌢ほど切開し、腰椎の椎弓《ついきゅう》の一部を削って穴をあけ、ヘルニアを切除します。医師が目で直接ヘルニアを確認しながら切除できるのが大きなメリットです。

近年は、切開口が小さく体への負担が少ない低侵襲《しんしゅう》の手術法も増えています。その一つが、「顕微内視鏡下椎間板切除術（MED）」です。腰部を2㌢程度切開し、細長い筒を差し込んで、そこから内視鏡や手術器具を挿入して手術を行います。「経皮的内視鏡下腰椎椎間板ヘルニア摘出術（PEDまたはPELD）」も低侵襲の手術法で、約8㍉の非常に小さな切開で手術が行えるため、短期間の入院で治療ができることが特徴です。

これら以外にも治療法はありますが、保険適用されていない治療法については、効果は科学的には証明されていないものが多いので、注意してください。（渡辺航太）

腰椎椎間板ヘルニアの手術の例

■腰椎椎間板切除術（ラブ法）

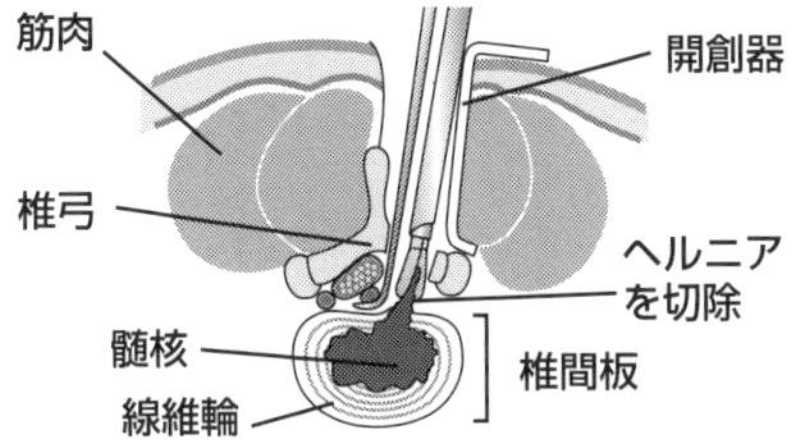

腰部を４～５センチ切開し、椎弓の一部を切除して穴をあけ、直接目で見ながらヘルニアを切除する。全身麻酔で行う。

■顕微内視鏡下椎間板切除術（MED）

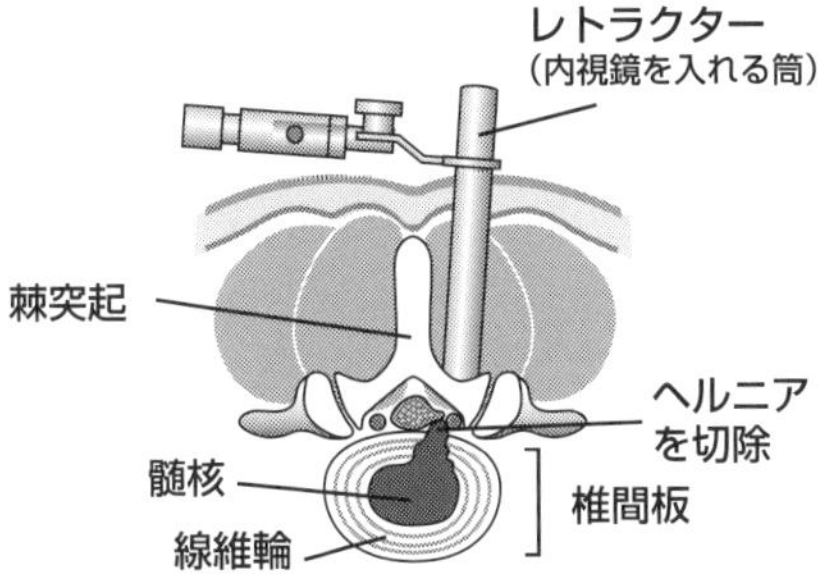

腰部にあけた穴から直径２センチ弱の管を挿入し、そこから内視鏡を入れる。手術部位を鮮明に映し出したモニターを見ながら、ヘルニアを切除する。全身麻酔で行う。

■経皮的内視鏡下腰椎椎間板ヘルニア摘出術（PED または PELD）

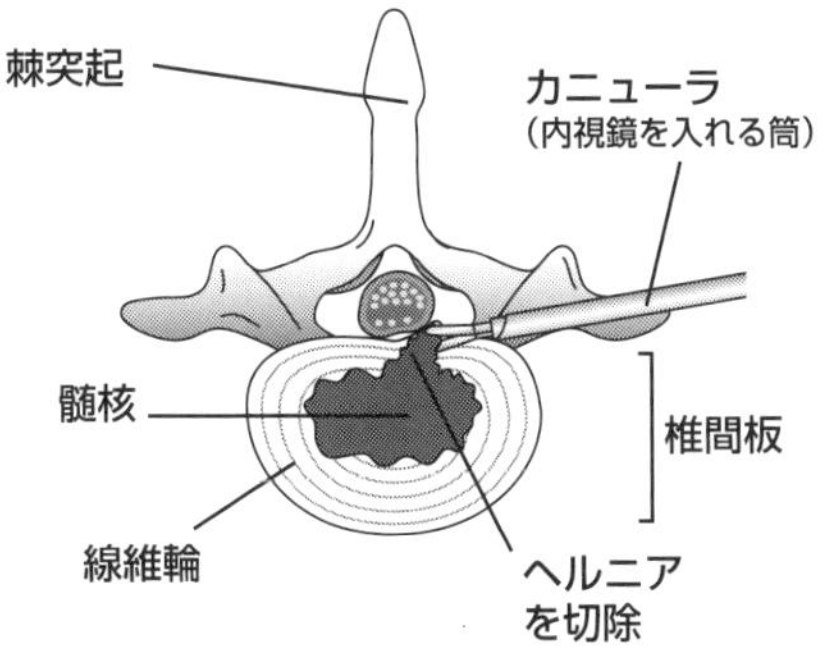

背骨を削らず、椎骨と椎骨の間にある椎間孔を利用して内視鏡を挿入することで、局所麻酔による手術が可能。切開が小さく、傷口が８ミリのため小カットバンのみで止血できる。

Q40 椎間板ヘルニアの手術を受ければ、足裏の痛みやしびれはなくなりますか？

手術で神経の圧迫を取り除くと、足腰や足裏の痛みについては比較的速やかに改善しますが、しびれについてはしばらく残るケースが多く見られます。72ジペーでも説明していますが、しびれが改善するまでの期間は、神経が回復するスピードによって左右されます。腰椎《ようつい》椎間板ヘルニアの手術後の経過は、腰部脊柱管狭窄症《せきちゅうかんきょうさく》の手術と比較すると、しびれの改善は良好です。ただ、病歴が長い場合、術前からしびれが強い場合、そして安静時のしびれが強い場合は、しびれが残りやすい傾向にあります。

ちなみに、腰椎椎間板ヘルニアの手術は、飛び出たヘルニアを切除することが目的です。根治的な治療法ではないため、再発の可能性があります。「腰椎椎間板ヘルニア診療ガイドライン」によると、ヘルニア摘出術後の再手術率は5年後で4～15％とされています。再発予防のためにも、術後の痛みが治まったら、運動療法で腰椎を支える筋肉を鍛え、腰椎の椎間板への負担を減らすようにしてください。

（渡辺航太）

第4章

足裏からくる
足裏の痛み・しびれに
ついての疑問31

Q41 ①足の裏を押すと痛くて受診したら「足底腱膜炎」と診断されました。どんな病気ですか？

足裏にある足底腱膜《そくていけんまく》（かかとから各足指へ膜のように広がる線維状の丈夫な組織。足底筋膜《きんまく》ともいう）が少しずつ断裂し、足裏に痛みが現れる病気です。足底腱膜とかかとの骨の付着部には、歩行時に爪先《つまさき》で踏み返すさいの強い牽引《けんいん》力（引っぱる力）と、かかとで着地するときの衝撃が加わるため、くり返し負荷がかかります。その結果、腱膜とかかとの骨の付着部に微小な傷や変性（腱の石灰化・骨化など）が生じて、足裏が痛むようになってしまうのです。運動や立ち仕事などで足裏に負担のかかる人に多いのですが、加齢による足底腱膜の線維の衰えや、クッション性がない靴による足裏への負担なども原因になります。起床時など急に足を踏み出したときに痛み、歩くうちに軽くなり、疲労がたまると再び痛みが強くなるのが特徴です。

（大関　覚）

足底腱膜にかかる力

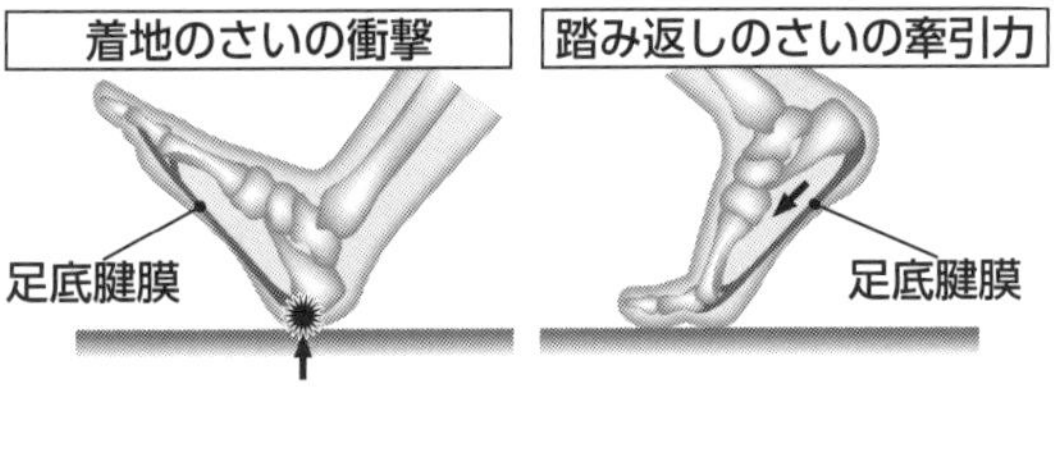

Q 42 ①足底腱膜炎の根本的な原因は、足裏ではなくふくらはぎにあるとは本当ですか？

ふくらはぎとアキレス腱《けん》、足底腱膜《そくていけんまく》は、歩いたり走ったりする動作に深くかかわります。ふくらはぎの筋肉が収縮してアキレス腱を引き上げると、かかとの骨のところで力の向きが変わり、足底腱膜に力が伝えられ、足で踏み返すことができるのです。

ふくらはぎの筋肉やアキレス腱の柔軟性がなくなってかかとを引き上げる力が弱まると、足を踏み返すさい、足底腱膜に大きな負担がかかります。この負担によって足底腱膜が損傷すると、足底腱膜炎になってしまうのです。

激しい運動による足底腱膜の損傷とは別に、あまり運動をしない人の足底腱膜炎は、ふくらはぎの筋肉やアキレス腱が衰えて硬くなることも原因の一つと考えられます。

（大関　覚）

ふくらはぎと足底腱膜

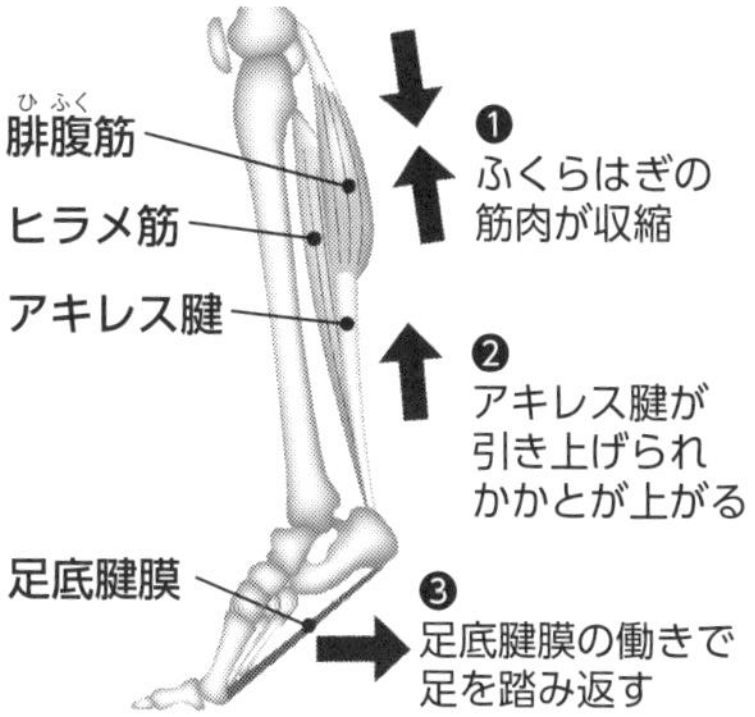
腓腹筋《ひふく》
ヒラメ筋
アキレス腱
足底腱膜
❶ ふくらはぎの筋肉が収縮
❷ アキレス腱が引き上げられかかとが上がる
❸ 足底腱膜の働きで足を踏み返す

Q43 ①足底腱膜炎はどう診断しますか？

次のような症状がある場合、足底腱膜炎《そくていけんまく》と診断されます。

■母趾《ぼし》（親指）を上に反らせた状態で足底腱膜とかかとの骨の付着部周囲を押さえると痛む。足裏の中央部（土踏まず）や足指のつけ根が痛むこともある。

■長時間立っていたり、長時間歩いたり走ったりすると痛む。起床後の最初の１歩や、急に歩きはじめたときに痛む。

このほか、かかとを床につけたまましゃがむとバランスをくずす人は、ふくらはぎやアキレス腱が硬くなっており、それが原因で足底腱膜炎になっている疑いがあります。ふくらはぎを触ってみて硬い人も要注意です。ただし、高齢者では骨粗鬆症《こつそしょう》で骨がもろくなり、かかとを骨折して痛んでいる場合もあるので、画像検査が必要です。

画像検査としては、レントゲン（X線）検査のほか、超音波（エコー）検査で、足底腱膜とかかとの骨の付着部周囲の腫《は》れや炎症を確認します。MRI（磁気共鳴断層撮影）検査ではよりくわしく炎症の程度・範囲、足底腱膜の損傷などを確認できます。

（大関　覚）

Q44 ①足底腱膜炎はどう治療しますか？

足底腱膜炎《そくていけんまくえん》の治療は、次のような方法で行います。

①足の形に合った靴をはく。あるいは、かかと部分に衝撃吸収材を用いたり、くぼみを作ったりした足底挿板《そうばん》（インソール）で、痛む部分にかかる圧力を弱める。

②ふくらはぎ、アキレス腱、足底腱膜のストレッチを行う。

③非ステロイド性消炎鎮痛薬（ＮＳＡＩＤｓ《エヌセイズ》）の外用薬（貼《は》り薬・塗り薬）や、内服薬を使用する。

④衝撃波を足底腱膜に照射する「体外衝撃波治療」を行う（6ヵ月以上保存療法を行っても効果が見られない難治性の足底腱膜炎には、2012年から健康保険適用）。

⑤重症の場合は、足底腱膜の損傷部位に切り込みを入れる手術（足底腱膜切離《せつり》術）、ふくらはぎの筋肉とアキレス腱を伸ばす手術（筋膜《きんまく》延長手術）などを行う。腱膜とかかとの骨の付着部で、腱の石灰化・骨化により骨棘《こつきょく》（骨が増殖してできる硬い突起物）ができているケースでは、それを切除する手術を行う場合もある。（大関　覚）

足底腱膜炎用足底挿板

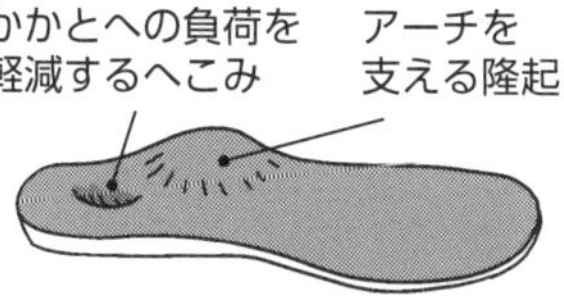

Q 45 ①足底腱膜炎に有効な体操はないですか？

足底腱膜《そくていけんまく》炎の改善には、足裏・ふくらはぎ・アキレス腱を柔軟にするストレッチが有効です（図参照）。いずれも足裏がしっかりと伸びていることを意識しながら行いましょう。

（大関　覚）

足底腱膜炎改善ストレッチ

足裏伸ばし

どちらでもやりやすいほうでいい。10回を１セットとして１日３セットを目安に行う。

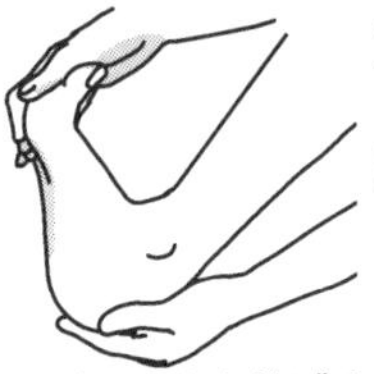

両手で足裏を伸ばす。

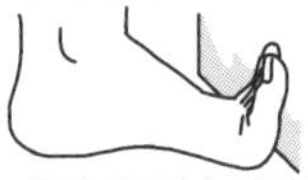

壁を利用して足裏を伸ばす。

ふくらはぎとアキレス腱伸ばし

❶痛みがあるほうの足を後ろに大きく引く。

❷前足のひざに両手を乗せ、ゆっくりと重心を前へ移動させふくらはぎとアキレス腱を10～20秒伸ばす。

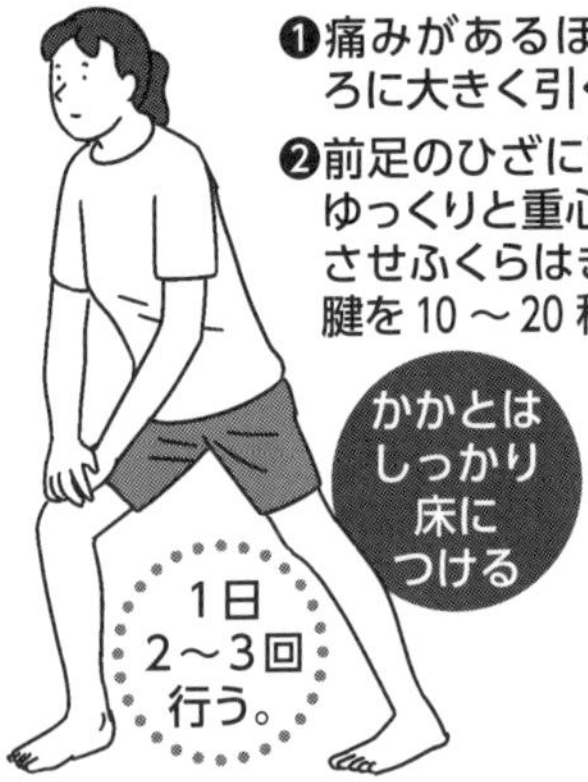
かかとはしっかり床につける
1日2～3回行う。

❶はだしで、階段や玄関などしっかりとした段差に爪先を乗せ、かかとを宙に浮かせる。

❷できるところまでかかとをゆっくり下げてふくらはぎとアキレス腱を10～20秒伸ばす。

❸ゆっくりもとに戻す。

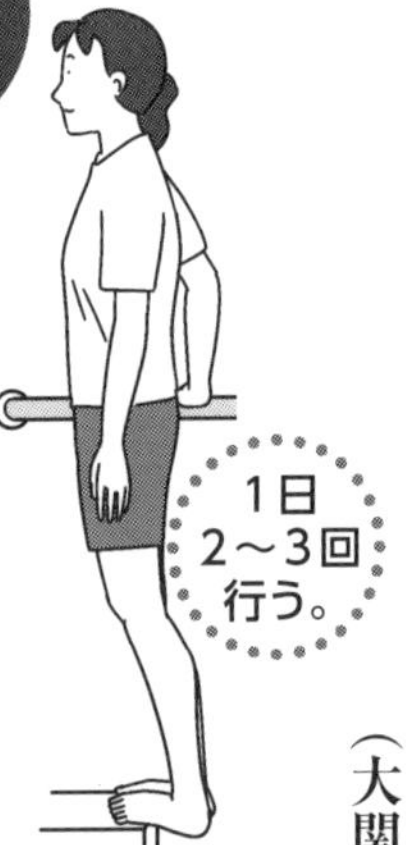

【注意】転倒を防ぐため、しっかりした手すりなどにつかまって行うこと。

Q46 ①足底腱膜炎に効果的なマッサージ法などはありませんか？

足指や足裏の血流をよくして足底腱膜《そくていけんまく》を柔軟にするためには、マッサージを行うのもいいでしょう。お風呂上がりなど、体が温まっているときに行うと効果的です。

ただし、痛む部分はさけて、適度な力で優しくマッサージするようにしてください。途中で痛みを感じたら無理をせず、気持ちのいい程度に留めましょう。

（大関　覚）

足底腱膜炎改善マッサージ

両手マッサージ

両手で足指や足裏を優しくもみほぐすようにマッサージする。

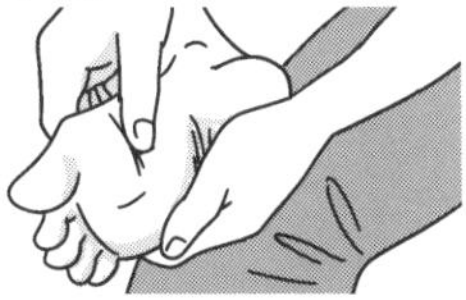

テニスボールマッサージ

イスに腰かけ、床に置いた硬式テニスボールに足を乗せて、足指や足裏を前後左右にマッサージする。1回2〜3分、1日2回を目安に行う。

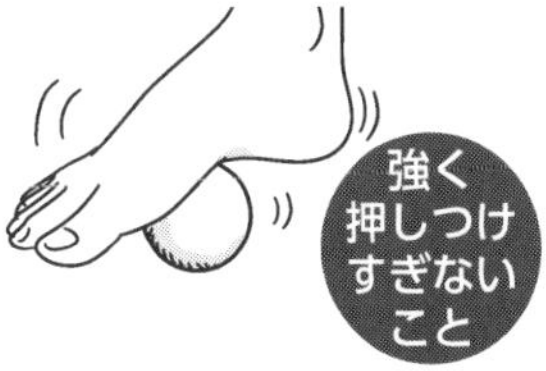
強く押しつけすぎないこと

青竹マッサージ

土踏まずを竹のカーブした部分に乗せ、そのまま2〜3分立って足裏を伸ばす（足踏みなどはしない）。

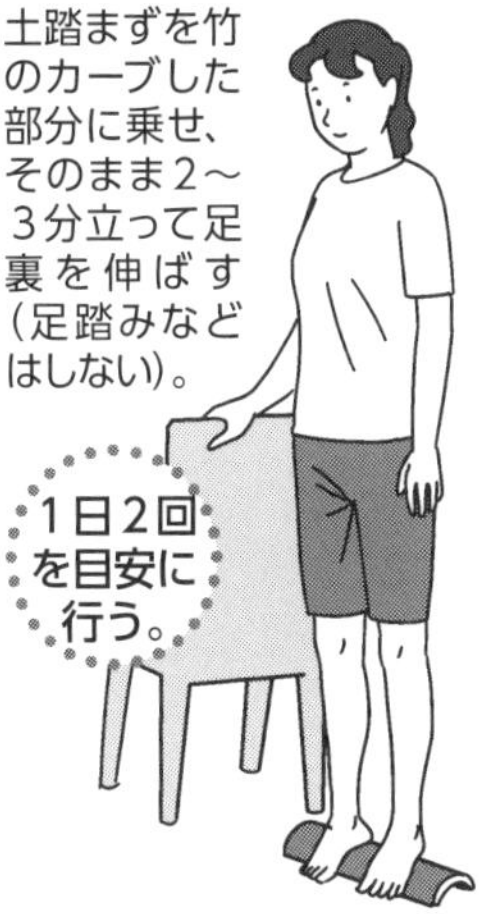
1日2回を目安に行う。

【注意】転倒を防ぐため、しっかりした手すりやイスなどにつかまって行うこと。

Q 47

②「外反母趾」が原因との診断。どのような病気ですか？

足の第1趾《し》（親指、母趾《ぼし》ともいう）が第2趾（人さし指）に向かって「く」の字に曲がり、第1趾のつけ根の関節が突き出て、その部分が靴に圧迫され、炎症や痛みが生じる病気です。ときには親指の根もとの関節が亜脱臼《あだっきゅう》したり、第2趾、第3趾（中指）まで痛んだりすることもあります。痛みで歩きづらくなるほか、足をかばうせいでひざや足首など体のほかの部位まで変調をきたすこともあります。

外反母趾《がいはんぼし》の最大の原因は、合わない靴です。合わない靴をはく機会が多いと、親指が靴に圧迫されつづけて外反（外側に曲がること）してしまうのです。このほか、加齢による筋力低下や、かかとから着地しない歩き方（ベタ足）などによって、足裏の横アーチがくずれることも原因となります。

（田中康仁）

足裏のアーチ

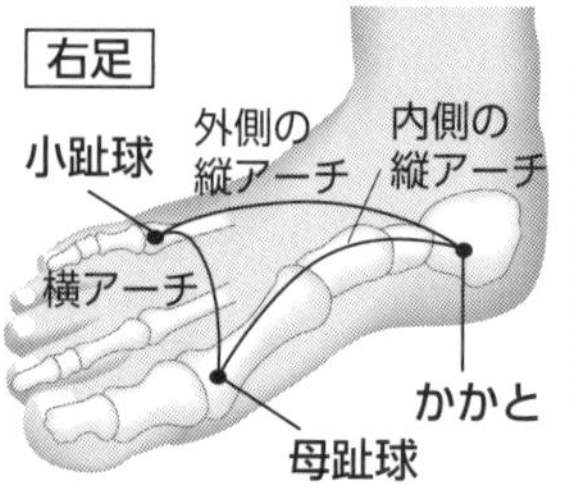

足部には3つの立体的なアーチがある。支点となる母趾球、小趾球、かかとの3点支持で体を支え、バランスを保っている。

Q48 ②外反母趾はどう診断しますか？

見た目からでも、だいたいの重症度をチェックすることはできますが、医師が診断する場合は、足のレントゲン（X線）を撮って、第1中足骨《ちゆうそくこつ》（足の親指のつけ根から足の甲につながるまでの骨）とその先の骨との角度（外反母趾角《がいはんぼし》）を測ります。その角度が20度以上あれば、外反母趾と診断されます。

外反母趾の重症度は、外反母趾角によって次のように分類されています（日本整形外科学会の「外反母趾診療ガイドライン2014」による）。

■軽度……外反母趾角が20度以上30度未満
■中等度……30度以上40度未満
■重度……40度以上

（田中康仁）

外反母趾角

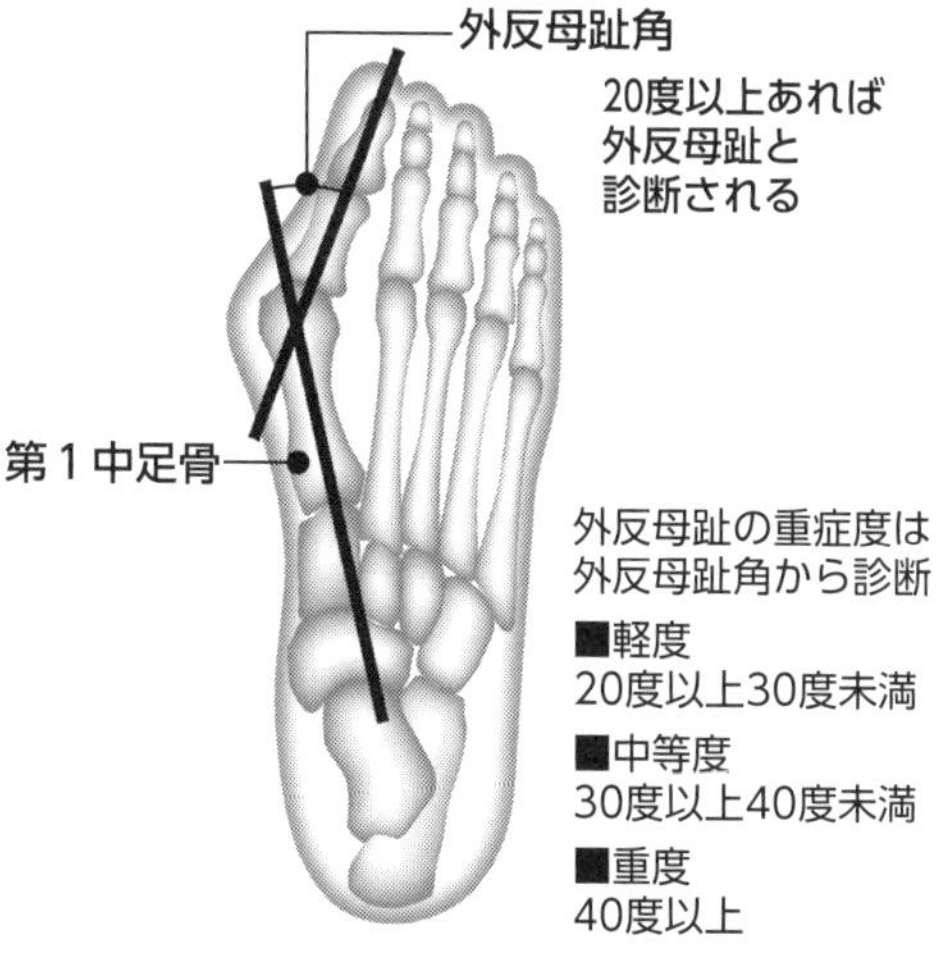

Q 49

②外反母趾はどう治療しますか？

外反母趾《がいはんぼし》の治療は、基本的には痛みを緩和する治療法（保存療法）になります。

■靴……医師の指導のもと、外反母趾を悪化させない靴を選ぶ。具体的には、適度なかかとの高さ（3チセン程度）、足指が圧迫されない爪先《つまさき》の形で、爪先に1〜1・5チセン程度の余裕があり、かかとと甲がしっかり固定されるもの。

■運動療法……外反母趾の人は足裏や足指の筋肉が衰えているので、これらを鍛える体操や運動によって、症状の軽減・改善を図る（95〜99ジペー参照）。

■装具療法……外反母趾用の足底挿板《そくていそうばん》（インソール）や、親指のつけ根を保護するパッドなどの装具を使って、痛みを軽減する。

■薬物療法……消炎鎮痛薬入りの湿布や軟膏《なんこう》、クリームなど（ほかの保存療法と併用）。

なお、外反母趾は変形した関節に体重がかかったときに痛みが現れるので、内服の鎮痛薬はあまり効果がありません。

重度の外反母趾で強い痛みがある場合や、軽度〜中等度でも保存療法で効果がない場合は、手術が検討されます（100ジペー参照）。

（田中康仁）

Q50 ②外反母趾に有効な体操はありませんか？

外反母趾《がいはんぼし》を改善するには、足裏や足指の筋肉を鍛える体操が有効です。足裏にはたくさんの筋肉（足底筋群）があります。足の親指を開くときに使われる母趾外転筋は特に重要で、きちんと働くようになれば、外反母趾の改善に大いに役立ちます。母趾外転筋は、足指でグー・チョキ・パーをしたり、左右の足の親指に輪ゴムをかけて引っぱり合ったりするだけでも鍛えることができます。

足裏や足指の筋肉を鍛えることは、外反母趾の予防にも痛みの改善にも重要なことです。さらに、足指を動かすことで、全身のバランスが整うというメリットもあります。次㌻以降で簡単にできる体操を紹介しているので、参考にしてください。（田中康仁）

足裏の筋肉

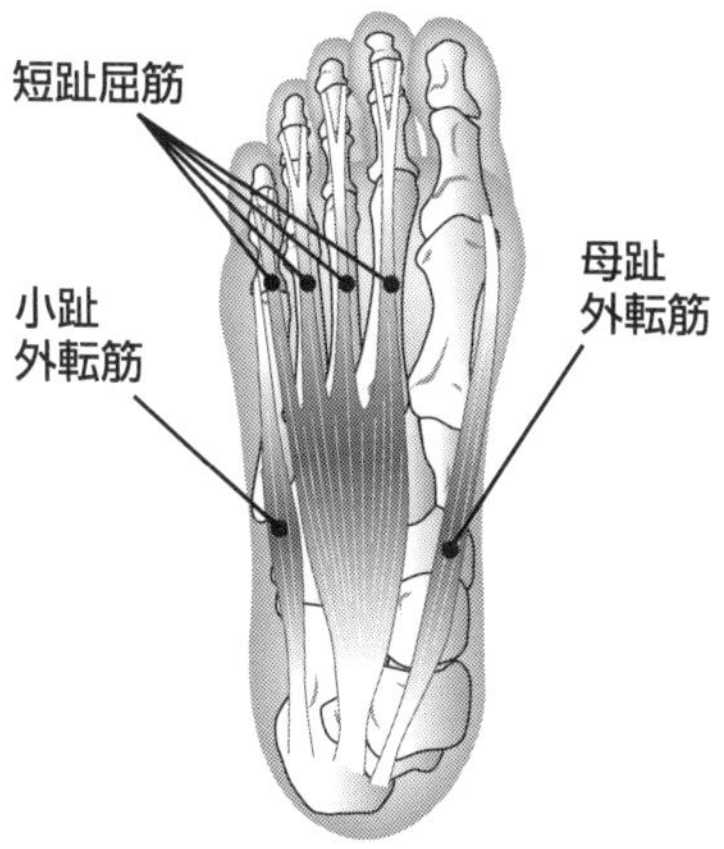

足裏にあるたくさんの筋肉を総称して足底筋群という。連動して足や足指を動かす働きをする。

外反母趾改善体操 ①

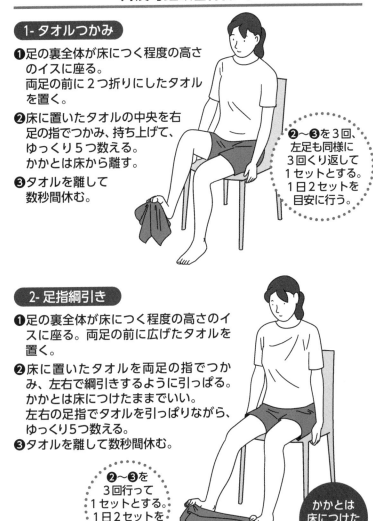

1- タオルつかみ

❶足の裏全体が床につく程度の高さのイスに座る。
両足の前に２つ折りにしたタオルを置く。

❷床に置いたタオルの中央を右足の指でつかみ、持ち上げて、ゆっくり５つ数える。
かかとは床から離す。

❸タオルを離して数秒間休む。

❷～❸を３回、左足も同様に３回くり返して１セットとする。１日２セットを目安に行う。

2- 足指綱引き

❶足の裏全体が床につく程度の高さのイスに座る。両足の前に広げたタオルを置く。

❷床に置いたタオルを両足の指でつかみ、左右で綱引きするように引っぱる。
かかとは床につけたままでいい。
左右の足指でタオルを引っぱりながら、ゆっくり5つ数える。

❸タオルを離して数秒間休む。

❷～❸を３回行って１セットとする。１日２セットを目安に行う。

かかとは床につけたままでいい

外反母趾改善体操 ②

3- 足の内返し

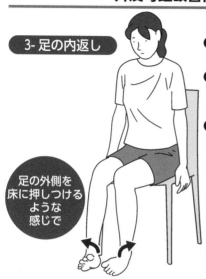

❶足の裏全体が床につく程度の高さのイスに座る。

❷鼻から息を吸いながら足の裏を内側へ向ける。ゆっくり5つ数える。

❸口から息を吐きながら、ゆっくりと足の裏を床につける。

足の外側を
床に押しつける
ような
感じで

足指に強い
痛みを感じ
たら無理を
しないこと

❷〜❸を
3回行って
1セットとする。
1日2セットを
目安に行う。

4- 足の外返し

❶足の裏全体が床につく程度の高さのイスに座る。

❷鼻から息を吸いながら足の裏を外側へ向ける。ゆっくり5つ数える。

❸口から息を吐きながら、ゆっくりと足の裏を床につける。

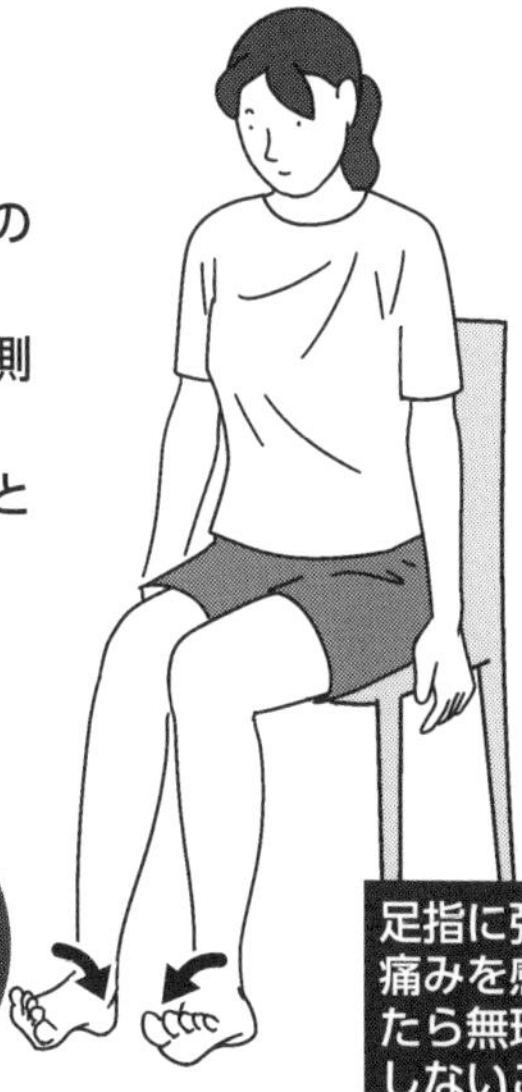

❷〜❸を
3回行って
1セットとする。
1日2セットを
目安に行う。

足の内側を
床に押しつける
ような
感じで

足指に強い
痛みを感じ
たら無理を
しないこと

外反母趾改善体操 ③

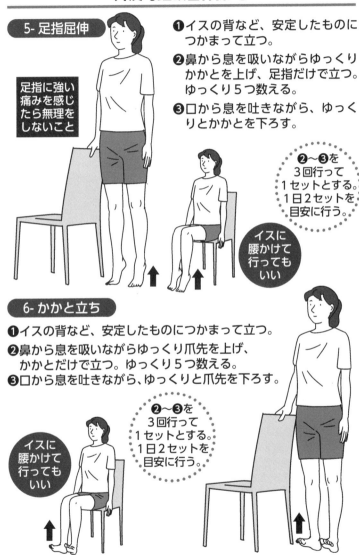

5- 足指屈伸

足指に強い痛みを感じたら無理をしないこと

❶イスの背など、安定したものにつかまって立つ。

❷鼻から息を吸いながらゆっくりかかとを上げ、足指だけで立つ。ゆっくり5つ数える。

❸口から息を吐きながら、ゆっくりとかかとを下ろす。

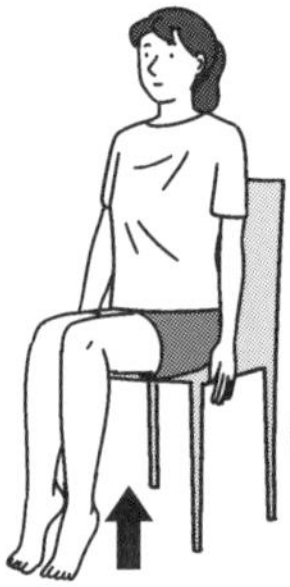

❷～❸を3回行って1セットとする。1日2セットを目安に行う。

イスに腰かけて行ってもいい

6- かかと立ち

❶イスの背など、安定したものにつかまって立つ。

❷鼻から息を吸いながらゆっくり爪先を上げ、かかとだけで立つ。ゆっくり5つ数える。

❸口から息を吐きながら、ゆっくりと爪先を下ろす。

❷～❸を3回行って1セットとする。1日2セットを目安に行う。

イスに腰かけて行ってもいい

外反母趾改善体操 ④

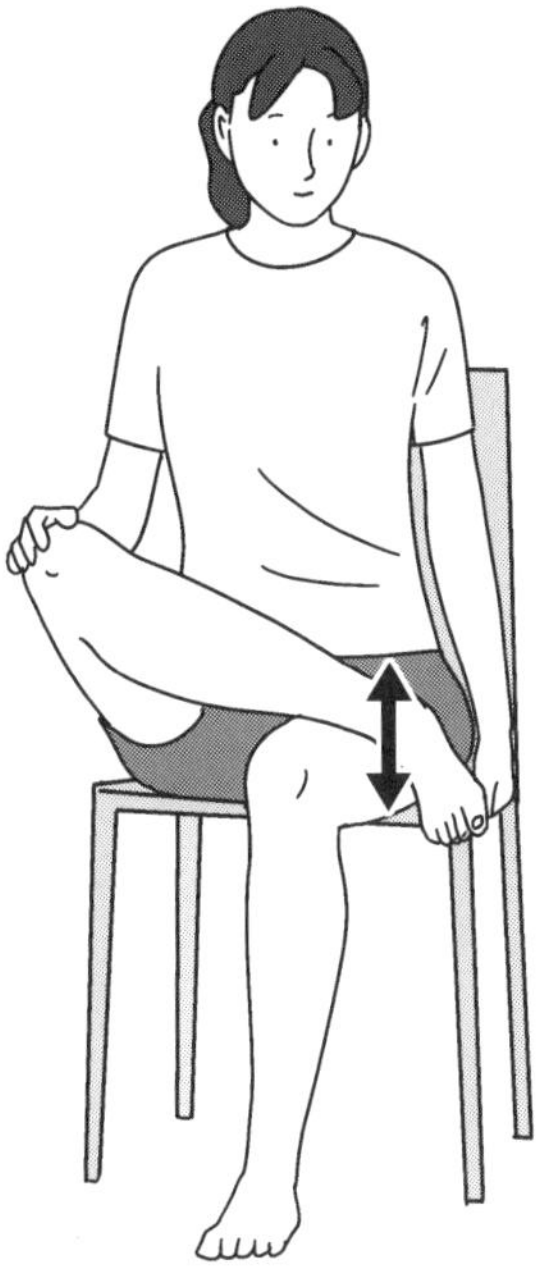

7- 重り足上げ

【重りなし】

❶足の裏全体が床につく程度の高さのイスに座る。

❷右足のふくらはぎを左足の太ももの上に乗せる（乗せた足が不安定な場合は、足首を左手で押さえる）。

❸乗せたほうの足の爪先を10～30回上げ下げする。

❹反対の足も同様に行う。

重り「あり」
「なし」ともに
両足で❷～❹を
行って１回
とする。
１日２回行う。

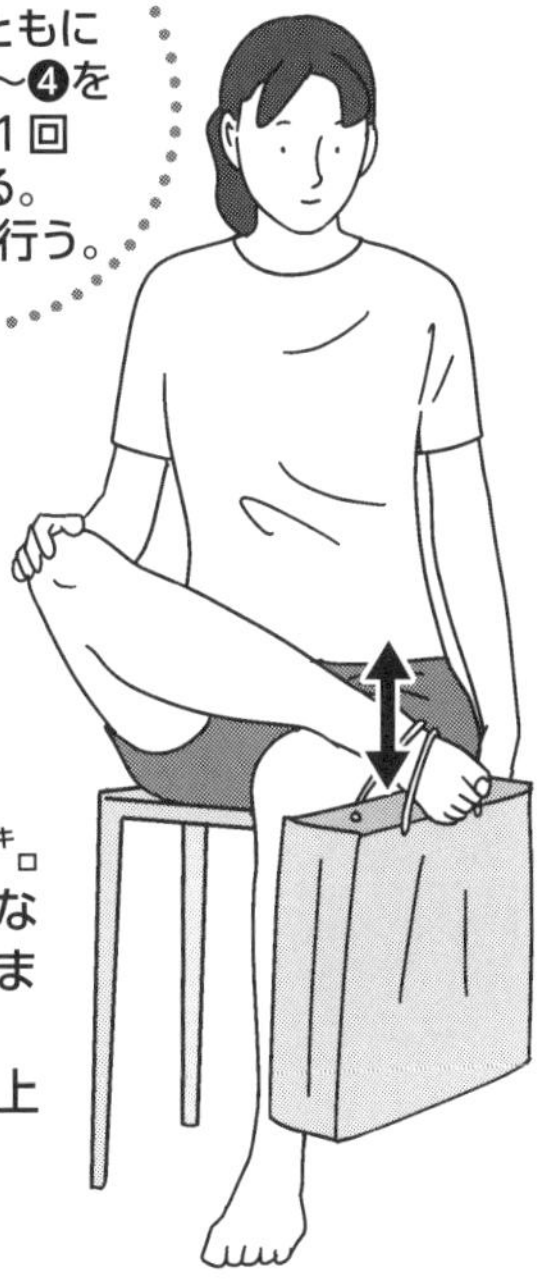

7- 重り足上げ

【重りあり】

手さげつきの紙袋やレジ袋に１キロ程度の重り（砂糖や塩、米などなんでもいい）を入れて足の土踏まず部分にかける。
「重りなし」と同様に足の先を上げ下げする。

Q51 ②外反母趾は手術でよくなりますか？

外反母趾《がいはんぼし》の手術は「骨切り術」が一般的です。その名のとおり、第1中足骨《ちゅうそくこつ》（足の親指のつけ根から足の甲につながるまでの骨）を切って骨の変形を直し、痛みや炎症が起こるのを防ぐ手術です。骨切り術には、切る位置や切り方などによって多くの種類がありますが、どの方法でも切った骨の部分がくっつく（医学的には癒合《ゆごう》という）までには約1～2ヵ月かかり、その間は杖《つえ》などを使っての歩行となります。また、術後には患部の腫《は》れもあり、完治までには3ヵ月程度かかります。

皮膚を小さく切開し、中足骨《ちゅうそくこつ》を切ってずらす「DLMO《デルモ》法（低侵襲《しんしゅう》遠位中足骨骨切り術）」は、切開部が小さく、骨を切る箇所も1ヵ所というシンプルな手術です。日帰り手術も可能なため患者さんの負担が軽く、関節が硬くなりにくいなど、メリットも多くあります。

（田中康仁）

骨切り術とは

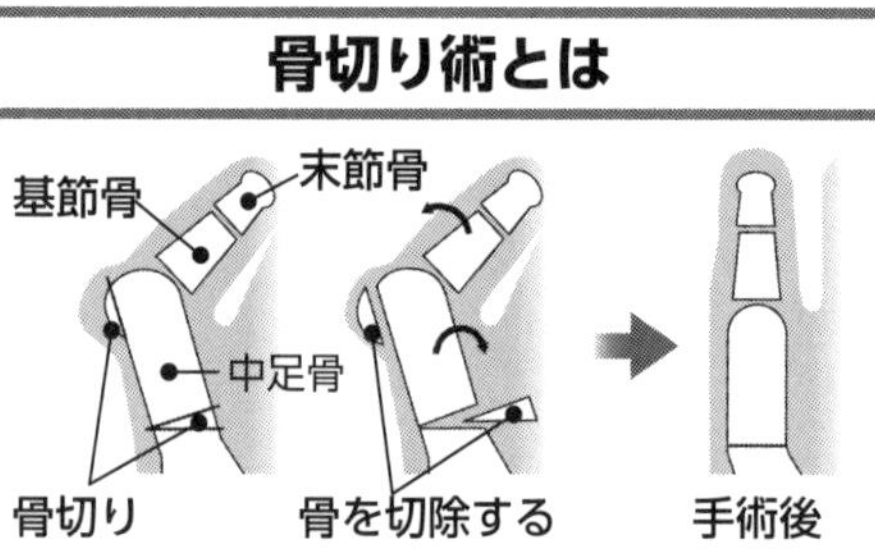

中足骨を切って切除後、骨を正しい位置に戻して、変形を直す。

Q 52 ③足の中指と薬指のあたりがしびれて「モートン病」との診断。どんな病気ですか？

足指の神経（足底趾《そくていし》神経）が中足骨《ちゅうそくこつ》（各指のつけ根から足の甲につながるまでの骨）の間に挟まれ、足指の間がしびれたり、痛んだりする病気で、特に第3趾（中指）と第4趾（薬指）の間に多く見られます。10対1の割合で女性に多い病気です。

足底趾神経は、各指の中足骨を連結する深横中足靱帯《しんおうちゅうそくじんたい》と中足骨の間をすり抜けるように通っています。そのため、もともと神経が圧迫を受けやすい構造なのです。そこへ、ハイヒール歩行や中腰の作業などで爪先《つまさき》に負担がかかったり、幅の狭い靴で中足骨を締めつける力がかかったりすることが続くと、神経が圧迫されて痛みが生じます。これをくり返すうちに神経腫《しゅ》（炎症を起こした神経が腫《は》れて太くなったもの）ができて、ますます圧迫が強くなり、症状が悪化していきます。

（田中康仁）

モートン病とは

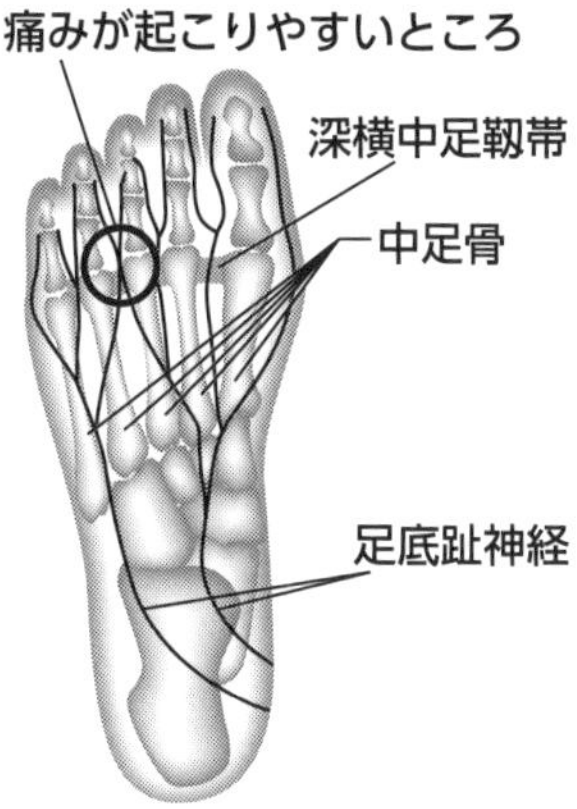

Q 53 ③モートン病はどう診断しますか？

次のような症状がある場合、モートン病と診断されます。

■歩くときに、足指のつけ根から指先にかけて痛み・しびれ・灼熱感《しゃくねつかん》（焼けるような感覚）がある（安静時に症状が現れる場合もある）。

■靴をはくと症状が強くなり、脱ぐと症状が和らぐ。

■足指を反らせたり、爪先《つまさき》立ちしたりすると症状が強まる。

■足指のつけ根を横から握ると、痛みを感じたり、コリッという音（クリック音）がしたりする。

■神経が圧迫されていると思われる部分を押したりたたいたりするテスト（チネルテスト）を行うと、その神経の支配する範囲（足指など）に痛みが広がる。

なお、神経腫《しゅ》はＭＲＩ（磁気共鳴断層撮影）検査で診断することが可能です。

（田中康仁）

モートン病の診断法

チネルテスト

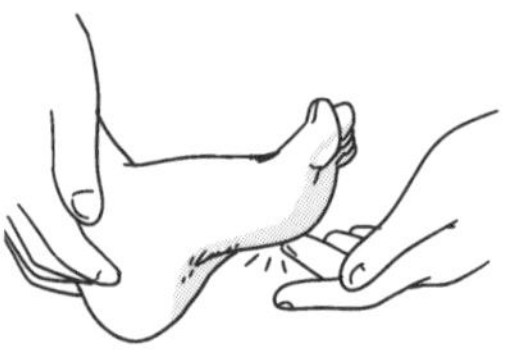

押したりたたいたりすると、その神経の支配する範囲に痛みが広がる

足指のつけ根を横から握る

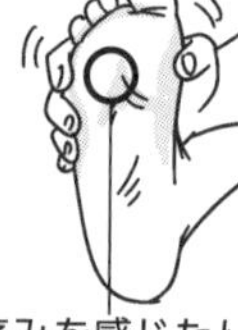

痛みを感じたり、クリック音がする

Q54 ③モートン病はどう治療しますか？

モートン病の治療の基本は、痛みを緩和する保存療法です。保存療法を行うと、大半の人は数カ月で改善が見られます。

■靴……ハイヒールや、幅の狭い靴の使用を控える。

■装具療法……モートン病用の足底挿板《そくていそうばん》（インソール）や、中足骨《ちゅうそくこつ》を保護するパッドなどの装具によって、痛みを和らげる。

■薬物療法……炎症を抑えるステロイドと局所麻酔薬の混合液の注射、非ステロイド性消炎鎮痛薬（ＮＳＡＩＤｓ《エヌセイズ》）の外用薬（貼《は》り薬・塗り薬）や、内服薬を使用する。

これらの保存療法で効果がない場合は、手術を検討します。深横中足靱帯《しんおうちゅうそくじんたい》の切り離しや神経腫《しゅ》（炎症を起こした神経が腫《は》れて太くなったもの）の切除、神経が周囲の組織と癒着《ゆちゃく》している場合は剝離《はくり》する（はがす）手術などを行います。足の甲または足裏を数センチ切開するため、術後は入院して安静にすることが必要になります。

（田中康仁）

中足骨パッドの例

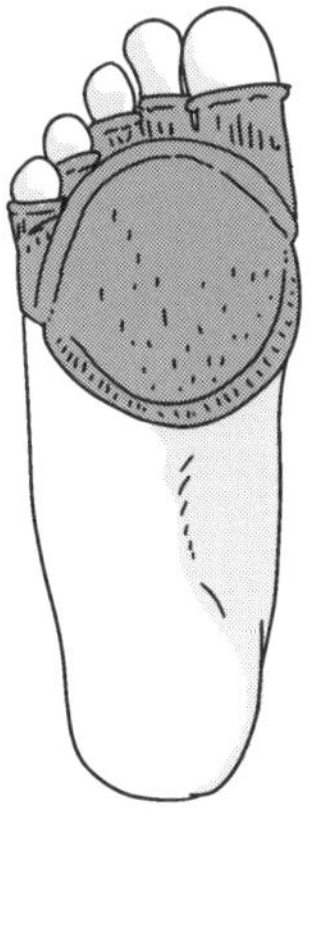

Q55 ③モートン病を治す足裏のケア法はありませんか？

モートン病はハイヒールや幅の狭い靴が直接の引き金となって発症することが多いのですが、その根本原因としては、足裏の筋肉の衰えや、横アーチのくずれがあります（92ページ参照）。したがって、靴や装具、薬物療法などの保存療法と並行して、足指でグー・チョキ・パーをしたり、足指の曲げ伸ばしをしたりして、足指や足裏を鍛えることは、モートン病の改善に有効です。ただし、強い痛みを感じるようなら行わないこと。また、歩行時には爪先《つまさき》に力を入れて、神経腫《しゅ》の部分をかばうようにして、圧力がかからないようにしてください。

手で足裏をマッサージしたり、ストレッチしたりするのも効果的ですが、この場合も、強い力を加えすぎて炎症が悪化しないよう、ほどほどの力加減で行います。強い痛みを感じたら無理をせず、あくまで気持ちいい範囲に留めましょう。身近にあるものを使って簡単にできるセルフケア法として、床に置いたタオルを足指でたぐり寄せる体操と、テニスボールを使った足裏のマッサージを紹介します。

（田中康仁）

モートン病改善体操・マッサージ

タオル寄せ

❶足の裏全体が床につく程度の高さのイスに座る。広げたタオルを縦に置き、右足を乗せる。

❷かかとをつけたまま、足指でタオルを自分のほうへたぐり寄せる。

❸端までたぐり寄せたら数秒間休む。

❷〜❸を３回、左足も同様に３回くり返して１セットとする。１日２セットを目安に行う。

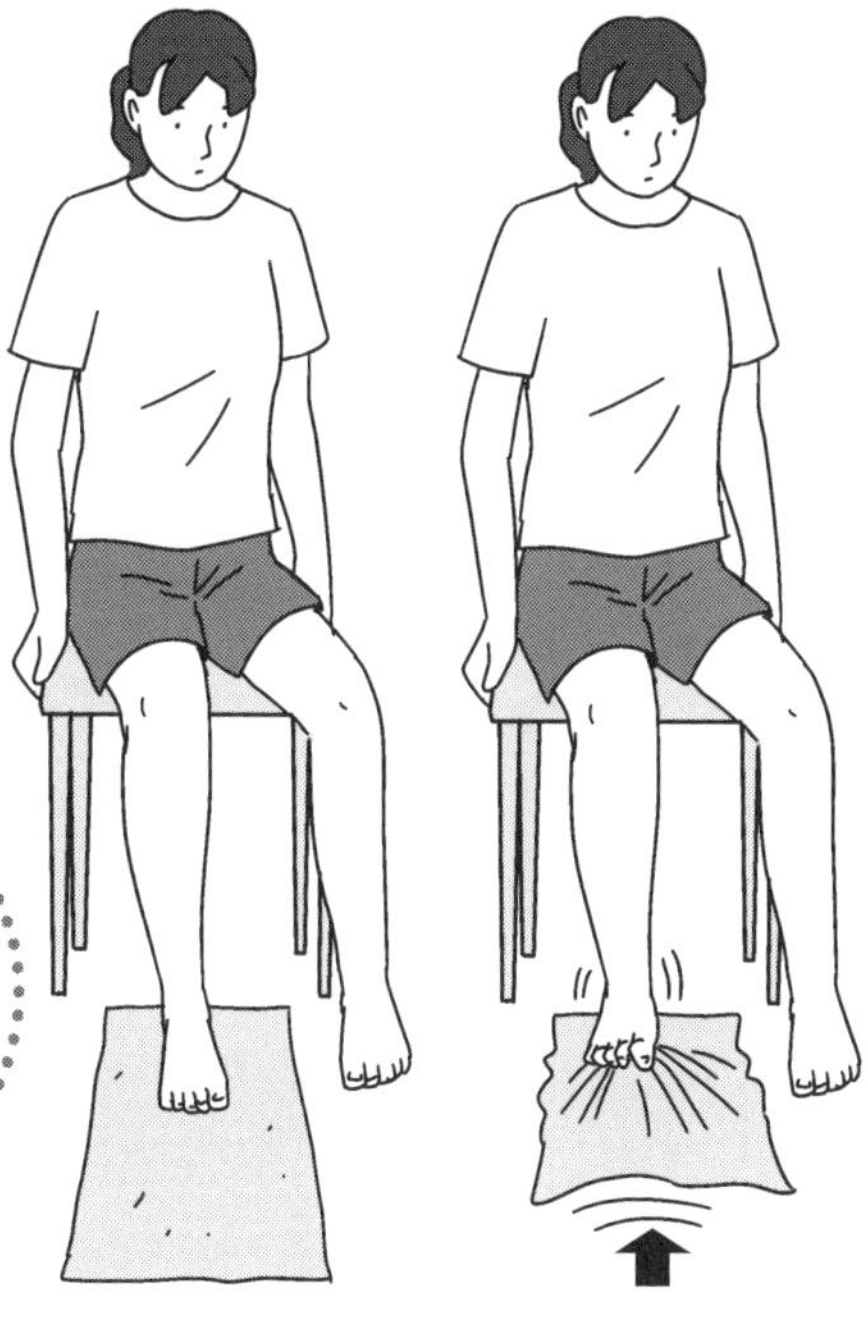

テニスボールマッサージ

イスなどに腰かけ、床に置いたテニスボールに足を乗せて、足裏や足指を前後左右にマッサージする。

テレビを見ているときなど好きな時間に行う。

強く押しつけすぎないよう、気持ちのいい程度に留める

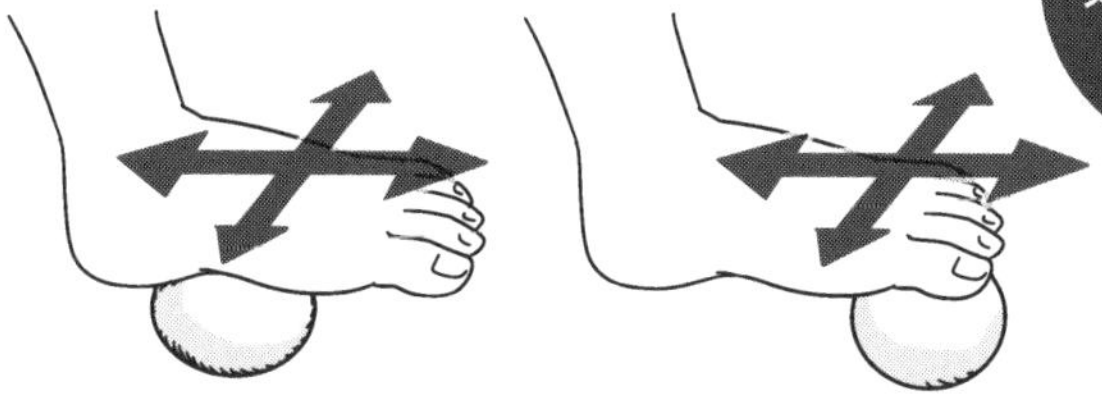

Q56 ④扁平足も足裏の痛みの原因になるそうですね。

成人期扁平《へんぺい》足は、中年以降の女性や肥満体型の人に多く見られます。長時間の立ち仕事や歩行、重労働、急激な体重増加、外傷などが引き金となり、足裏の縦アーチを支える後脛骨筋腱《こうけいこつきんけん》（後脛骨筋と骨をつなぐ組織）が炎症を起こしたり、すり切れたり、断裂して後脛骨筋腱不全に陥ったりすることで、扁平足となるのです。

子供のころから扁平足で、大人になってもそのままというタイプでは、ふつう痛みはないため、治療の必要はありません。これに対し、大人になってから発症する成人期扁平足は、内くるぶしの下に腫《は》れや痛みが現れます。進行するにつれて痛みの位置は変わり、外くるぶしや足裏も痛むようになります。初期には足の扁平化は目立ちませんが、爪先《つまさき》立ちや歩行によってさらに悪化すると、足の関節の柔軟性が失われていき、歩きにくくなります。

（田中康仁）

後脛骨筋腱

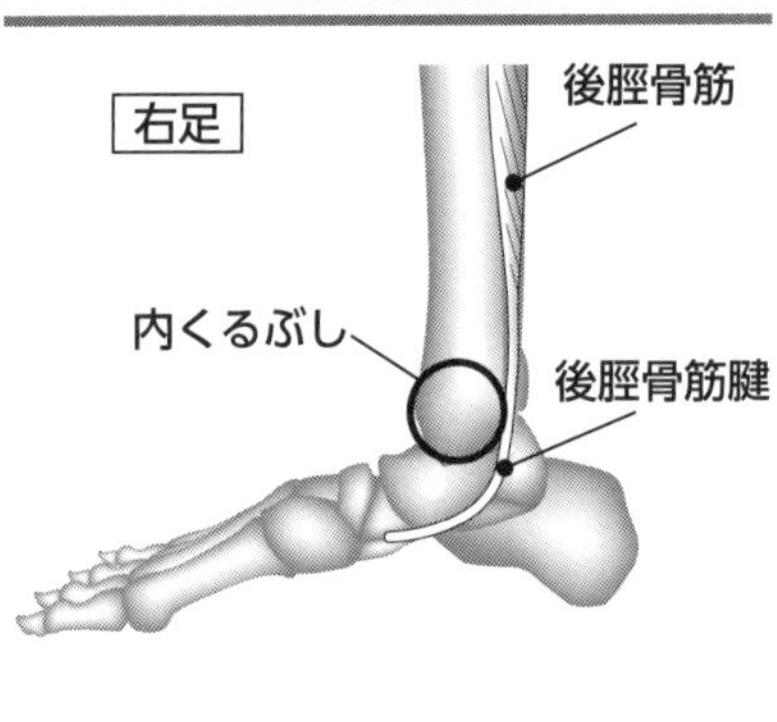

Q57 ④成人期扁平足はどう診断しますか？

次のような症状がある場合、成人期扁平《へんぺい》足と診断されます。

■後脛骨筋腱《こうけいこつきんけん》に沿って内くるぶしの下が腫《は》れ、痛みがある。

■立った状態で足を真後ろから見ると、かかとが外を向き、通常より多くの足指が見える。

■片足で爪先《つまさき》立ちができない。

重症度は、立って足に体重をかけた状態でレントゲン（Ｘ線）検査を行い、足アーチの低下の程度を見て診断します。後脛骨筋腱に断裂があるかどうかなどを診断する場合は、腱はレントゲンに映らないため、超音波（エコー）検査やＭＲＩ（磁気共鳴断層撮影）検査を行います。

（田中康仁）

成人期扁平足の例

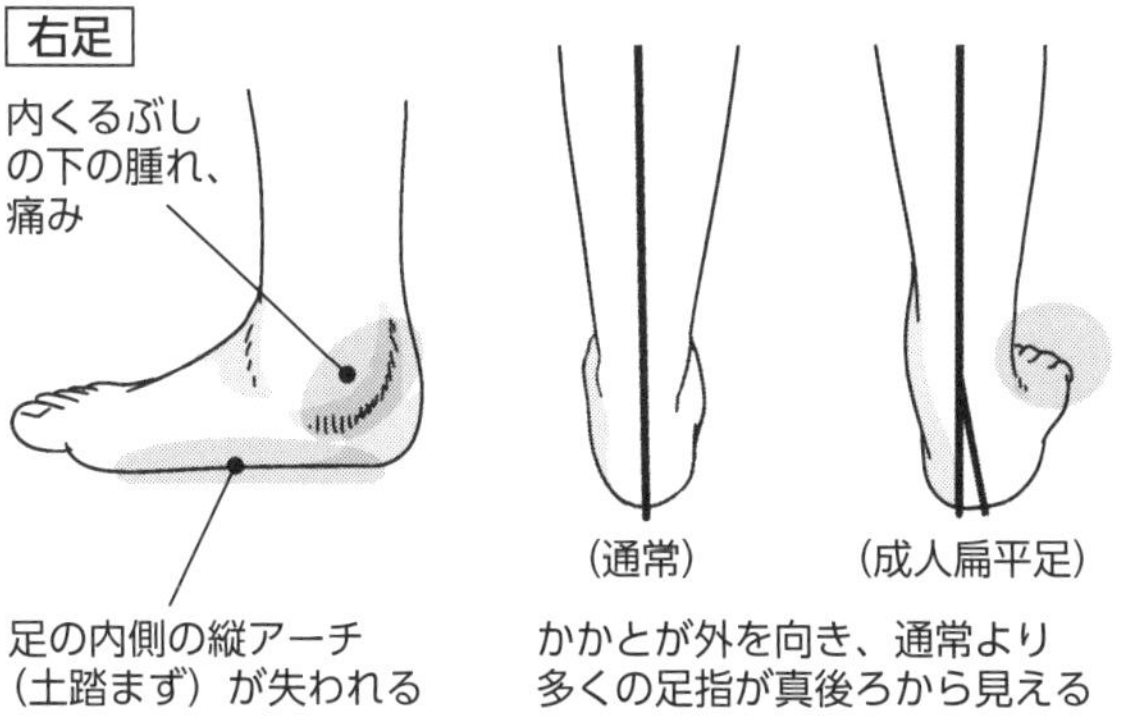

Q58 ④成人期扁平足はどう治療しますか？

成人期扁平《へんぺい》足の治療の基本は、痛みを緩和する保存療法です。ほとんどの場合、保存療法を行うことで症状が改善します。

■減量……肥満を解消し、足にかかる負担を軽くする。

■薬物療法……痛みが強い場合は、非ステロイド性消炎鎮痛薬（NSAIDs《エヌセイズ》）の外用薬（貼《は》り薬・塗り薬）や、内服薬を使用する。

■装具療法……足裏のアーチをサポートする足底挿板《そくていそうばん》（インソール）、靴インサート（靴の中に差し込むプラスチックや皮革製の装具）、足の形に適した靴などを使う。

■運動療法……足指や足裏の筋肉を鍛える。

重症の場合は骨や関節の手術、断裂した後脛骨筋腱《こうけいこつきんけん》を再建する手術を行う場合もあります。

（田中康仁）

足底挿板（インソール）・靴インサート

足底挿板（インソール）　靴インサート（UCBL装具*）

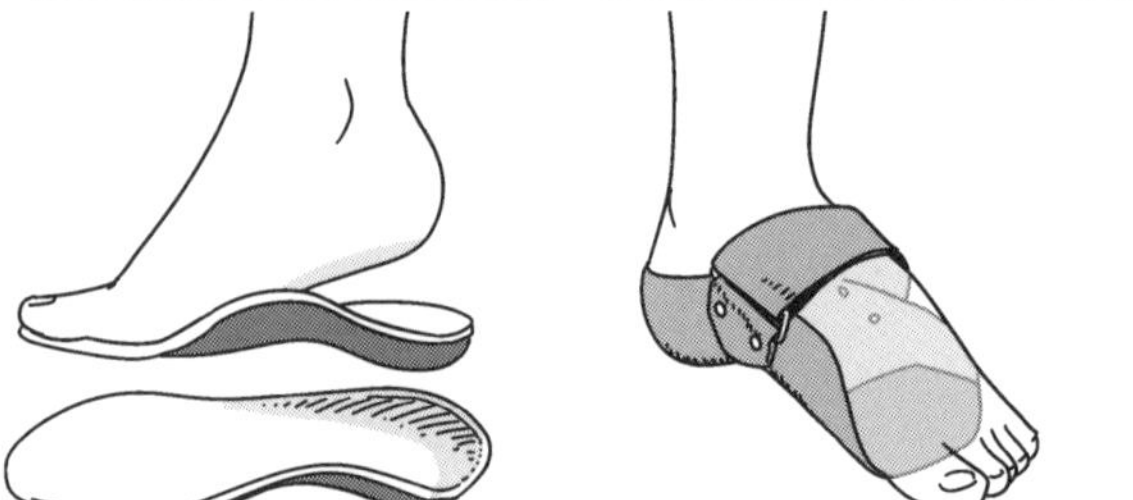

＊University of California Biomechanics Laboratory（カリフォルニア大学バイオメカニクス研究所）で研究・開発された装具。

Q59 ④成人期扁平足に有効な体操はありますか？

足裏のアーチを支えるための足指や足裏の筋肉を鍛える体操が有効です（下図参照）。後脛骨筋腱《こうけいこつきんけん》につながるふくらはぎの筋肉も鍛えられます。成人期扁平《へんぺい》足の人は、アキレス腱が硬くなっていることが多いので、アキレス腱のストレッチも行いましょう。床に置いたタオルを足指でたぐり寄せたり（105ページ参照）、ビー玉を足指で拾い上げたりといった運動も効果的です。

歩くときは、しっかりと地面や床を踏みしめるように心がけましょう。

（田中康仁）

成人期扁平足を改善するための体操

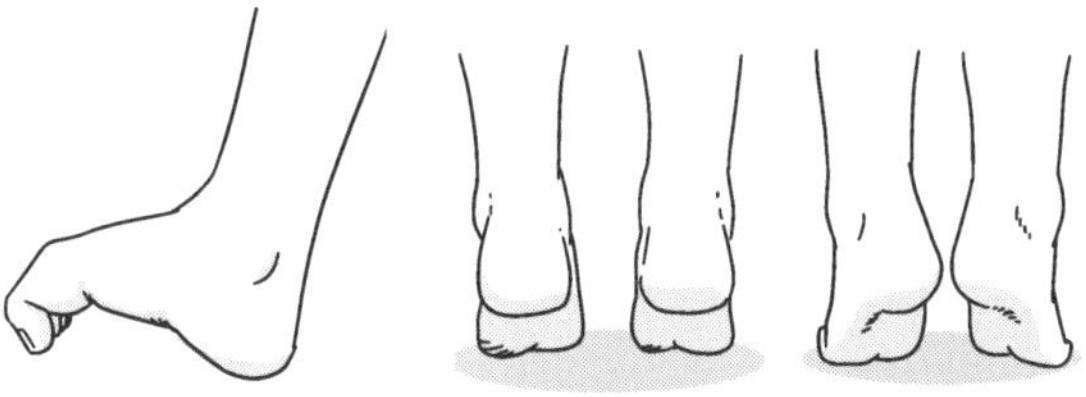

足指の曲げ伸ばし　爪先立ちをしてかかとを合わせる

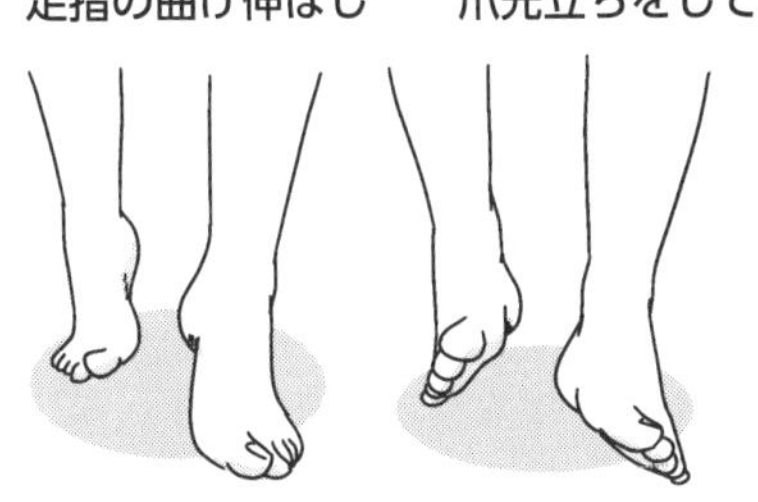

小趾球（小指のつけ根）で歩く　足の外側で歩く

【注意】立って行う体操は、ふらつかないように壁などに手を当てて体を支える。強い痛みを感じる場合は、無理をしないこと。

（日本足の外科学会「足の疾患ガイドシリーズ」パンフレットより）

Q 60 ⑤足の親指が痛むので受診したら「強剛母趾」の診断。どんな病気ですか？

足の第1趾《し》（親指）のMTP関節（中足趾節《ちゅうそくしせつ》関節）に起こる変形性関節症（関節の軟骨がすり減って骨どうしがぶつかる病気）を「強剛母趾《きょうごうぼし》」といいます。外反母趾《がいはんぼし》と合併して起こる場合もあります。腫《は》れや痛みが起こり、特に指を反らせたときに痛みが強まります。背側（足の甲側）の骨に骨棘《こつきょく》（骨が増殖してできる硬い突起物）ができ、靴に当たって痛んだり、神経が圧迫されてしびれを感じたりすることもあります。重度になると関節間のすきまがなくなって指の動く範囲が狭くなり、歩行や立ち座りが不自由になります。はっきりした原因は不明ですが、日常的に力が加わりやすい足の親指のMTP関節に、なんらかの原因（ひざまずくような姿勢のくり返し、先天的な骨の形態異常、靴の影響など）でさらに負荷がかかると、軟骨が傷んで強剛母趾を発症すると考えられています。（田中康仁）

強剛母趾

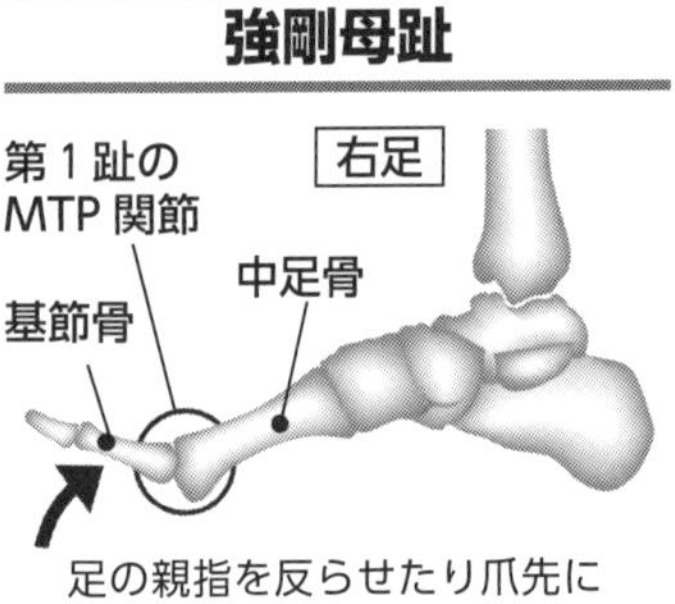

足の親指を反らせたり爪先に力をかけたりすると痛む

Q61 ⑤強剛母趾はどう診断しますか？

足の親指を反らせたとき、通常よりも動く範囲が狭い場合は、強剛母趾《きょうごうぼし》の可能性があります。さらに、足の親指のMTP関節（中足趾節関節《ちゅうそくしせつ》）が硬くなっていたり、腫《は》れていたり、指を反らせると痛んだり、足の甲側に硬い突起（骨棘《こつきょく》）が見られたりすることもあります。これらの症状に加えて、レントゲン（X線）検査を行い、足の親指のMTP関節に変形があるかどうかを見て診断します。

足の親指が腫れたり痛んだりする病気は、強剛母趾のほかに外反母趾《がいはんぼし》や関節リウマチ、痛風の場合もあるので、レントゲン検査で確認したり、関節リウマチや痛風の疑いがある場合は血液検査などを行ったりして、強剛母趾と鑑別することが大切です。（田中康仁）

強剛母趾の検査画像

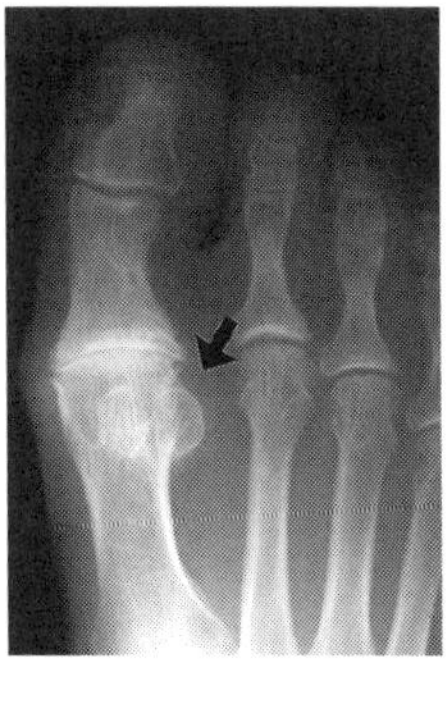

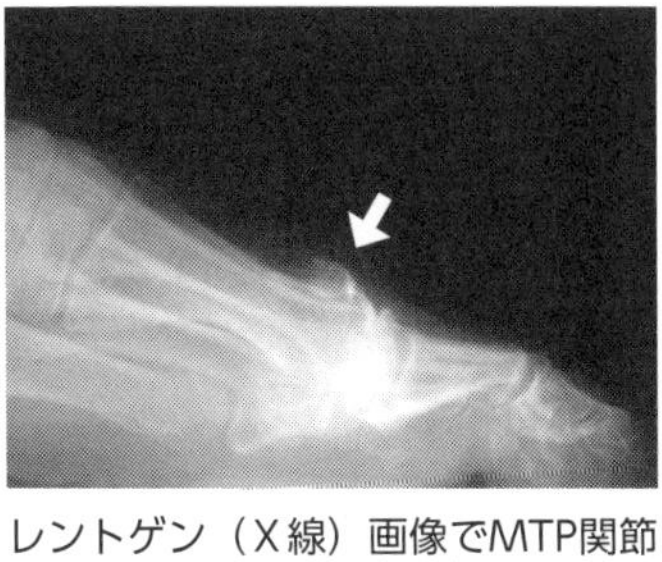

レントゲン（X線）画像でMTP関節のすきまの狭さ（黒矢印）や骨棘形成（白矢印）などを見て診断する。

Q62 ⑤強剛母趾はどう治療しますか？

強剛母趾《きょうごうぼし》の治療には、大きく分けて保存療法と手術療法があります。

①保存療法

まずは、痛む部分を安静にすることが重要です。痛みが増すような姿勢や靴などはさけるようにしましょう。足の親指を圧迫しないよう爪先《つまさき》に余裕のあるもの、底が硬く、歩くときに指が反らない靴を選びます。

靴を替えても痛みが軽減しない場合は、医療機関で足型を取って、歩くさいに足の親指のＭＴＰ関節が反り返らないように硬くした足底挿板《そくていそうばん》（インソール）を作ります。

また、ロッカーボトムシューズという靴型装具を用いることもあります。ロッカーボトムシューズは靴底が船底のように弯曲《わんきょく》しているため、足指をあまり反らさなくても体重移動をすることができます。今使っている靴のソールだけをロッカーボトムタイプに張り替えることもできます。

ロッカーボトムシューズ

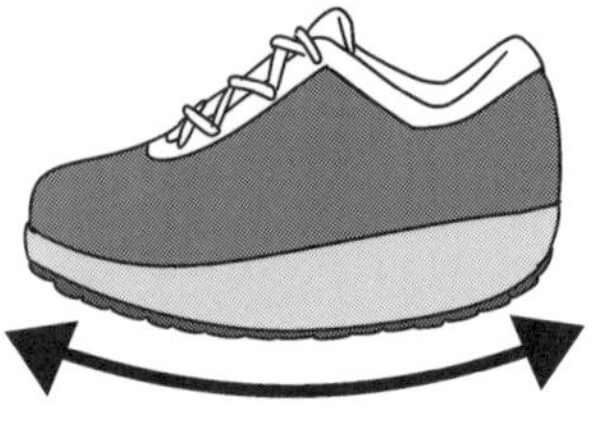

靴底が船底のように弯曲している

このほか局所麻酔薬のブロック注射を行う場合もありますが、効果は一時的です。

②手術療法

保存療法で痛みが改善せず、関節の変形が進んでいて生活に支障が出る場合は、手術が検討されます。代表的な手術には次のようなものがありますが、ほかにもいろいろな手術があり、それぞれ一長一短があるので、専門の医療機関で医師とよく相談して行うことが重要です。

■関節縁切除術《かんせつえんせつじょじゅつ》（カイレクトミー）……骨棘《こつきょく》（骨が増殖してできる硬い突起物）や背側（足の甲側）の軟骨の傷んだ部分を切除して、痛みを改善し、足の親指の動く範囲を広げる。軽度～中等度の場合に行われることが多い。

■関節固定術……一般的に、軟骨がすり減ってほとんどなくなり、関節の変形が進んだ重度の場合に行われる、関節をボルトで固定する手術。

（田中康仁）

強剛母趾の手術療法

関節縁切除術（カイレクトミー）

痛みの原因となっている骨棘や軟骨を切除して痛みを改善、可動域を広げる。

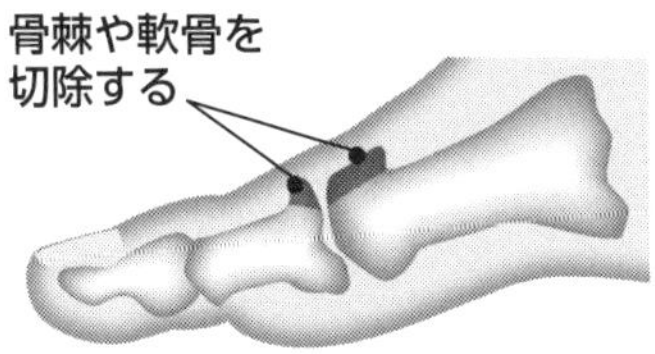

関節固定術

関節をボルトで固定。痛みはなくなるが、足の親指のMTP関節は固定されて動かなくなる。

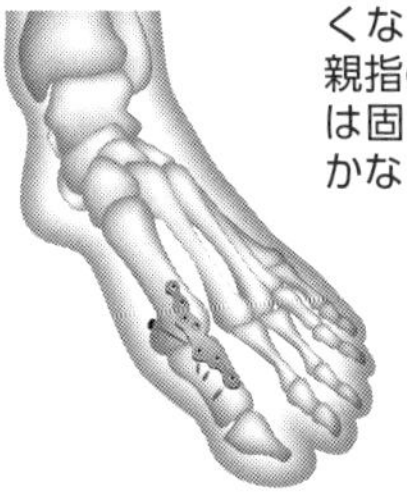

Q 63

⑥スポーツのとき足の親指が痛むので受診したら「種子骨障害」。どんな病気ですか？

種子骨《しゅしこつ》は足の第1趾《し》（親指）のつけ根に左右2個ずつある骨です。足の親指を曲げ伸ばしする短母趾屈筋腱《たんぼしくっきんけん》という腱の中にあり、足の親指のMTP関節（110ページ参照）を効率的に曲げ、着地の衝撃を和らげる働きをしています。この種子骨がなんらかの原因で骨折したり、炎症を起こしたりすることによって痛みが生じる症状を「種子骨障害」といいます。

よく走るスポーツ、ダンス、踏み込み動作の多い労働などで、種子骨にくり返し強い圧力がかかることで発症します。足の親指のMTP関節の足の裏側に痛みや腫《は》れがあり、指を反らせると痛む場合は、種子骨障害が疑われ、レントゲン（X線）、CT、MRI（磁気共鳴断層撮影）、骨シンチグラフィーなどの画像検査で診断します。

（田中康仁）

種子骨

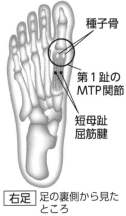

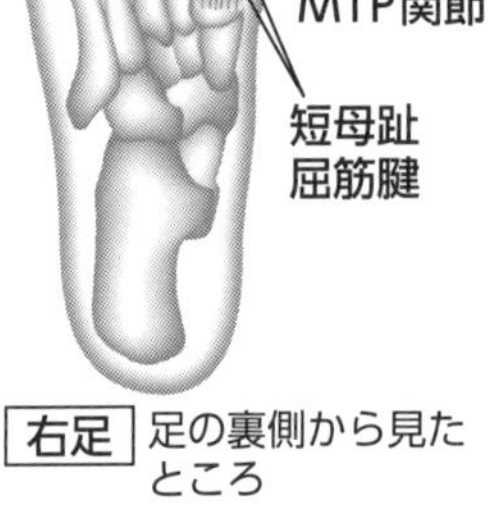

右足　足の裏側から見たところ

Q64 ⑥種子骨障害はどう治療しますか？

種子骨《しゅしこつ》障害の治療の基本は、痛みを緩和する保存療法です。保存療法によって、多くの人は改善が見られます。

■**安静**……原因になったスポーツなどを制限し、痛む部分を休ませる。種子骨を骨折している場合は、患部を固定したり、荷重をかけないように制限したりすることもある。

■**靴**……クッション性のいい靴、足の親指が反りにくい靴を選ぶ。スポーツ用のスパイク靴などでは、スパイクの位置が種子骨に当たらないようなものを選ぶ。

■**テーピング**……足の親指の反りを制限して痛みを軽減する。

■**装具**……母趾《ぼし》球（足の親指のつけ根の膨らんだ部分）をくり抜いた足底挿板《そくていそうばん》（インソール）で、痛む部分にかかる圧力を弱める。

■**薬物療法**……炎症を抑えるステロイド薬と局所麻酔薬の混合液の注射、非ステロイド性消炎鎮痛薬（ＮＳＡＩＤｓ《エヌセイズ》）の外用薬（貼《は》り薬・塗り薬）や内服薬を使用する。

■**運動療法**……症状が改善したら、再発を予防するために足底腱膜《そくていけんまく》（かかとから各足指へ膜のように広がる線維状の丈夫な組織）のストレッチを行う。

保存療法を行っても効果がなく、痛みが強い場合は、手術が検討されます。手術は足の親指の内側を切開して、種子骨を部分的に、または全部を摘出する方法が一般的です。

（田中康仁）

種子骨障害の治療

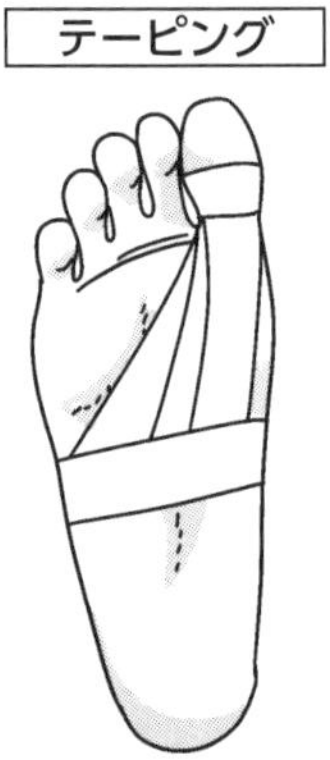

足の親指の反りを制限する。

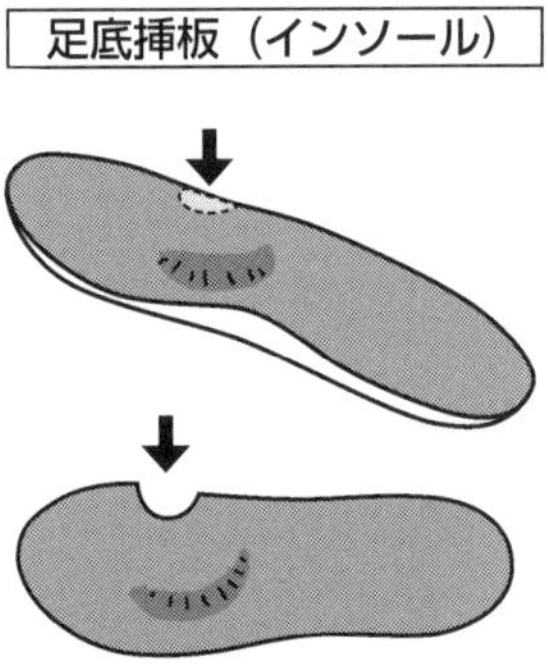

痛みのある部分を取り除いたインソールを入れ、患部にかかる圧力を弱める。

種子骨障害の再発予防

足裏全体をストレッチして、足裏やアキレス腱の柔軟性を高め、足の親指を反らせたときの種子骨のストレスを軽減する。

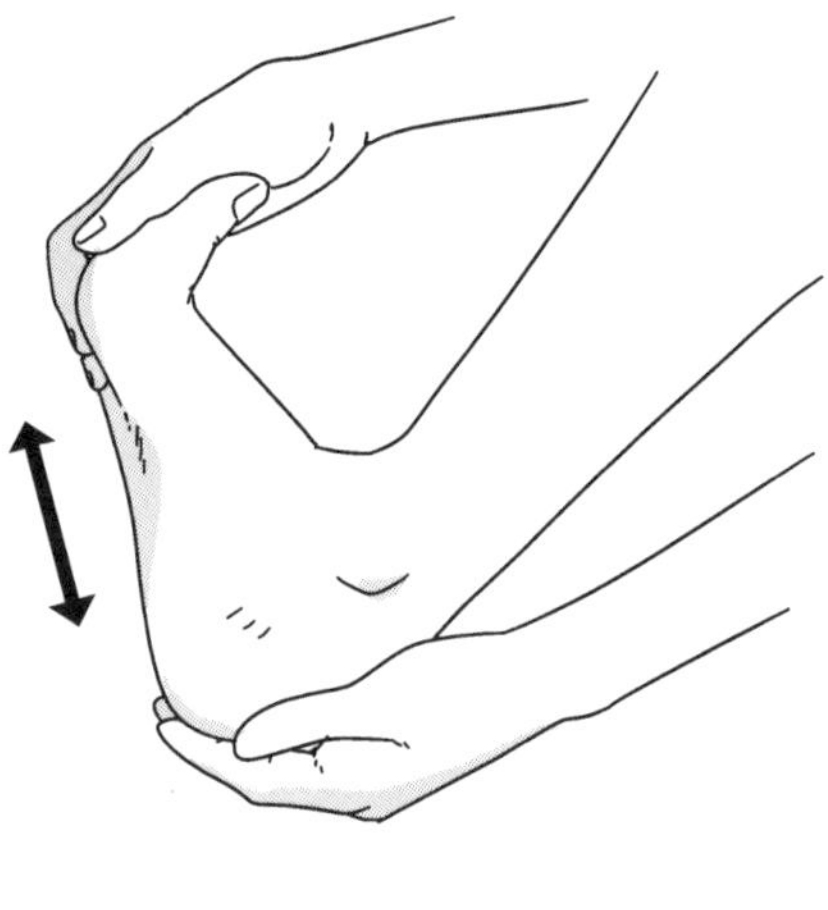

Q65 ⑥土踏まずが痛むので診てもらったら「足底線維腫」の診断。どんな病気ですか？

足裏にある足底腱膜《そくていけんまく》（かかとから各足指へ膜のように広がる線維状の丈夫な組織）に、良性の腫瘍《しゅよう》（線維腫）ができる病気です。

線維腫は片足だけにできる場合もあれば、両足にできることもあります。悪性の腫瘍（がん）と異なり、ほかの部位へ転移するようなことはありません。

足底線維腫では、爪先《つまさき》を反らして足裏をピンと張ったときに、土踏まずに硬いしこり（腫瘤《しゅりゅう》）が確認できます。しこりが小さいうちは無症状のことも珍しくありませんが、歩行中に靴の中に小石が入っているような違和感や不快感を感じて気づ

足底線維腫

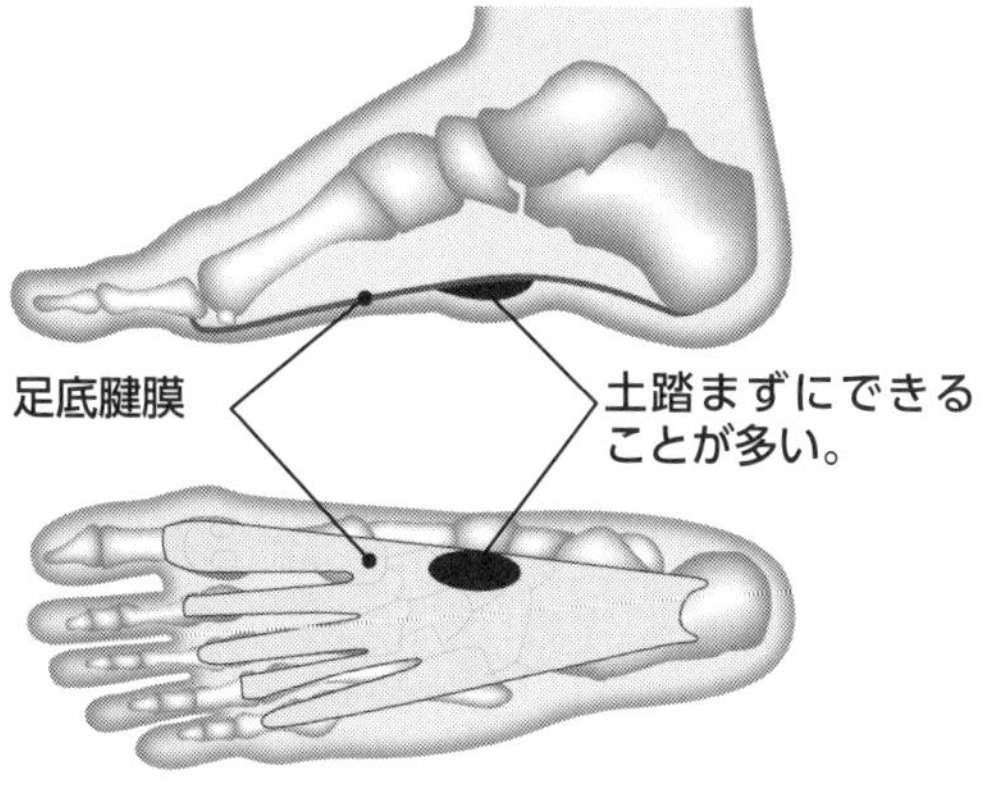

くことがあります。また、しこりが大きくなると、立ったり歩いたりするさいに圧迫されて痛みを感じ、歩きにくくなったり、痛くて歩けなくなったりすることもあります。痛むところをかばうようになるので、体のバランスがくずれ、ひざや腰など、ほかの部位に痛みが出るケースも少なくありません。

足底線維腫が発生する原因はよくわかっていません。足に合わない靴をはいていたり、重い荷物を運ぶ仕事をしていたりして、長期にわたって足裏に負荷がかかり、くり返し刺激を受けていると発症しやすいといわれています。

本来、足底腱膜は強靱《きょうじん》な組織ですが、長期にわたってくり返し同じ部分に負荷がかかりつづけると、小さな傷ができることがあります。通常、傷ついた部分は自然に治りますが、何度もくり返すと瘢痕《はんこん》（傷跡が硬くなった状態）となり、足底線維腫を発症するのではないかと考えられています。

足裏が痛むという点では、足底腱膜炎（86ページ参照）に症状が似ているところもありますが、触診でしこりがあれば足底線維腫が疑われ、超音波（エコー）検査やＭＲＩ（磁気共鳴断層撮影）検査で診断を行います。痛みを緩和する保存療法を行いながら経過観察をして、急激に大きくなるようなら生検（生体組織検査。組織を採取して顕微鏡で調べる）を行い、悪性かどうかを診断する場合もあります。

（田中康仁）

Q 66 ⑥足底線維腫はどう治療しますか？

基本的に、痛みがない場合は、治療の必要はありません。

歩行時の違和感を取り除く、あるいは、それ以上線維腫《しゅ》が大きくならないようにするためには、足裏全体に圧力を分散し、足裏のアーチ（92ページ参照）をサポートするような足底挿板《そくていそうばん》（インソール）を用いたり、足に合ったクッション性のいい靴をはいたりするようにします。

痛みが強く、立ったり歩いたりする動作に支障が出ている場合は、痛みを改善するために、薬物療法としてステロイドの局所注入（注射）などを行います。

ステロイド注射をしてもしこりが大きくなる場合は手術を行い、線維腫を摘出することになります。

しかし、足底線維腫は手術をしても再発することが多いので、再発を防ぐために、手術では健常な部分を含めて大きく取り除く必要があります。足の裏に傷ができ、すぐには歩けないため、手術後は１～２週間の入院が必要です。

（田中康仁）

Q 67

⑦足裏のタコやウオノメはできる場所で対策が異なるそうですね？くわしく教えてください。

タコとウオノメの違い

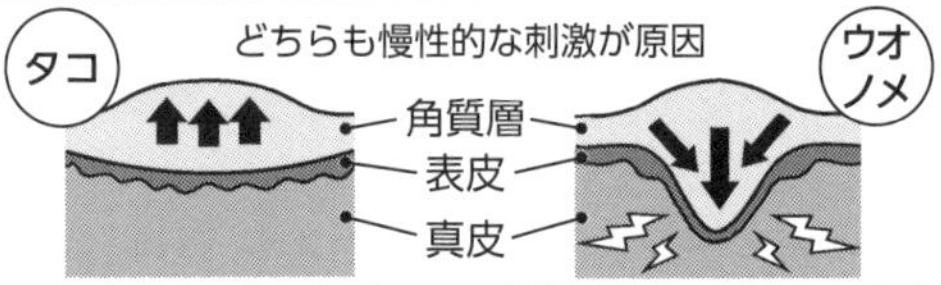

皮膚が外側へ盛り上がって厚くなる。骨の上の広い面にできやすい。

角質が内側に増殖して真皮に食い込む。骨と骨の間や関節のくぼみにできやすい。

①足裏前方のタコやウオノメは開張足《かいちょうそく》（足裏の横アーチがくずれ横幅が広がった足）の女性に多く見られます。足裏の筋力低下、足裏全体で着地する歩き方、ヒール靴による足の前すべりなどが原因です。前すべりする靴をさけ、足首や足裏を柔軟にしましょう。

②親指の横・つけ根のタコやウオノメは外反母趾《がいはんぼし》による親指の変形が原因です。足指をほぐし外反母趾を改善しましょう。

③人さし指〜薬指の間や先端のタコやウオノメは、足の指関節に拘縮《こうしゅく》（関節がこわばり可動域が制限される状態）のある高齢者に多く見られます。少しずつ関節を動かしましょう。

④薬指と小指の間、小指の外側、小指のつけ根のタコやウオノメは、ガニまた（O脚）の人に多い内反小趾《ないはんしょうし》が原因です。歩き方のクセを直しましょう。

（高山かおる）

Q 68

⑦足裏の前方にタコやウオノメができる私はどう対策すればいいですか？

足裏前方にタコやウオノメができやすい開張足《かいちょうそく》の人は、まず歩き方を見直しましょう。歩行のさい、「かかとで着地し、足指で地面を蹴《け》る」歩き方を心がけると、足裏のアーチ（92ページ参照）の改善に役立ちます。タコやウオノメが当たって痛い場合は、保護パッドや足底挿板《そくていそうばん》（インソール）を利用するといいでしょう。足首や足裏をストレッチで柔軟にすると、正しい歩き方に近づきます（次ページ参照）。（高山かおる）

開張足

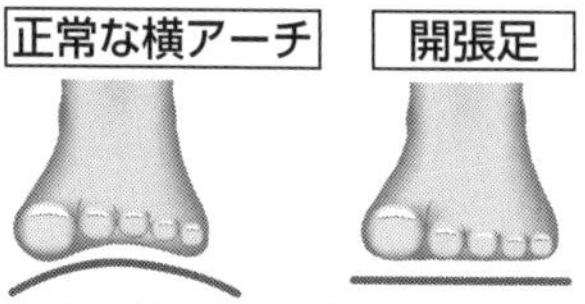

足裏の横アーチがくずれて低くなり、足幅が広くなる。足指のつけ根がべったりと地面につくので、足裏の前方にタコやウオノメができやすい。

正しい歩き方

❶かかとで着地する。

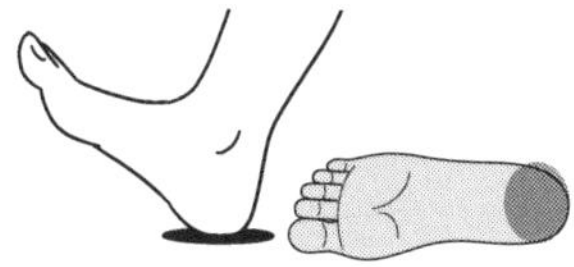

❷体重移動する。

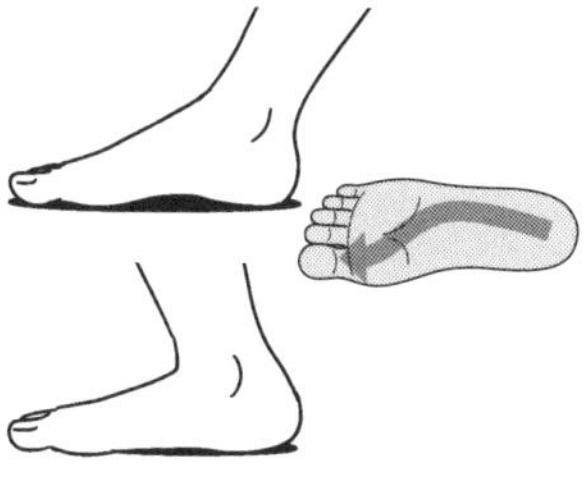

❸親指、人さし指、中指で地面を蹴る。

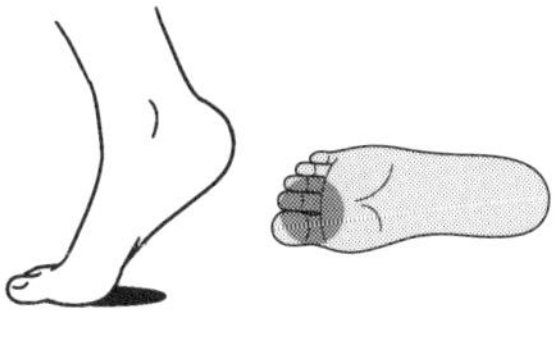

足裏前方のタコ・ウオノメを防ぐ「足首ストレッチ」

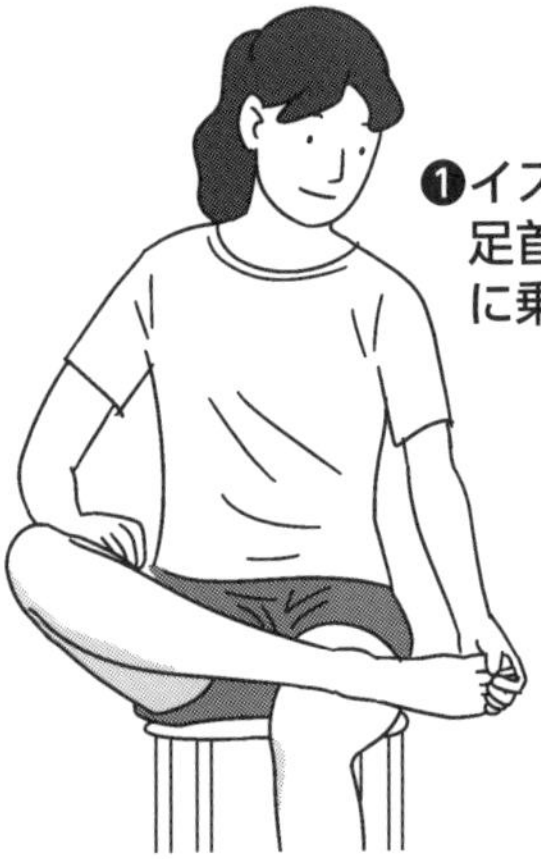

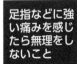

❶イスに座り、右足の足首を左足の太ももに乗せる。

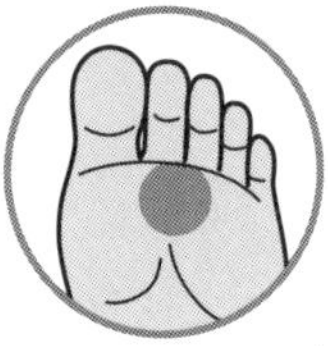

タコやウオノメができやすい場所

❷乗せた足の内くるぶしを右手で押さえ、左手で足指を持って、足の甲を伸ばす。
そのまま１分間キープする。

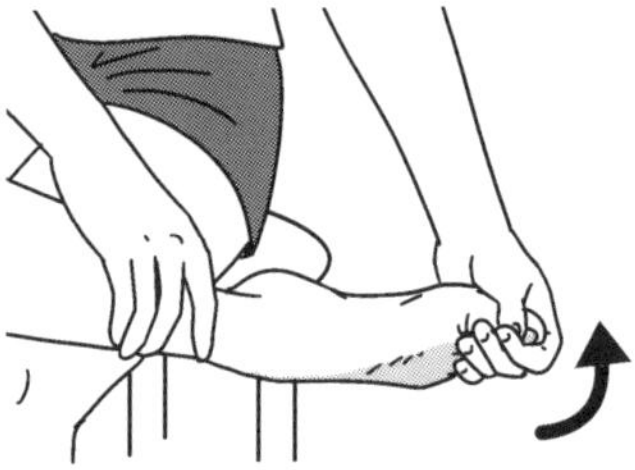

❸左手でかかとを持ち、右手で爪先をつかんで、足裏全体を反らせる。
そのまま１分間キープする。

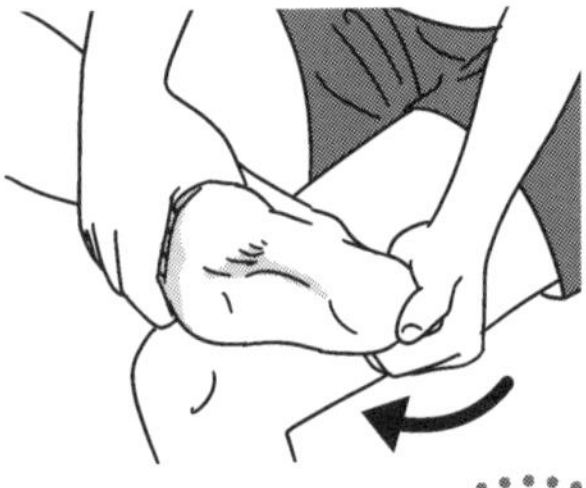

❹乗せた足の内くるぶしを右手で押さえ、左手で足指を持って、足首の力を抜き、足首を手の力だけで数回大きく回す。

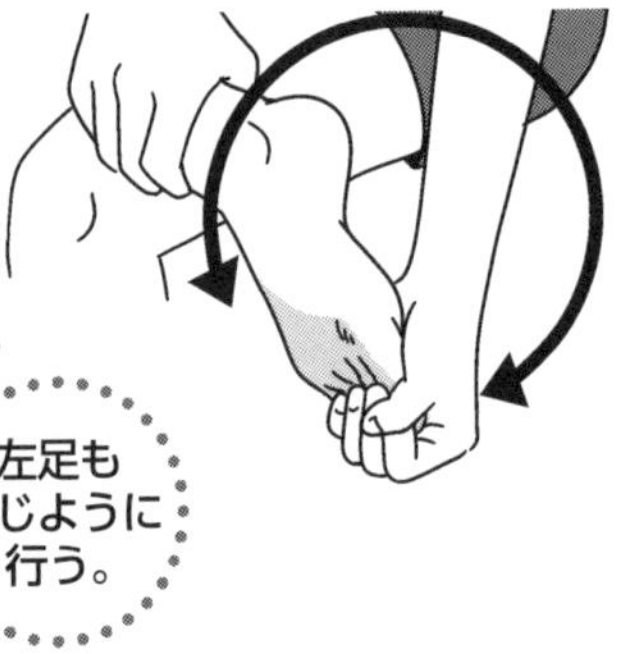

❷〜❹を１セットとして、１日２セットを目安に行う。

左足も同じように行う。

足指などに強い痛みを感じたら無理をしないこと

Q69 ⑦足の親指の横やつけ根のタコやウオノメはどう治しますか？

外反母趾《がいはんぼし》の人の足の親指を正面から見ると、外側へねじれるように変形し、親指の側面が地面に接しています。また、変形した親指のつけ根も、靴に当たって刺激を受けます。そのため、足の親指の横やつけ根にタコやウオノメができやすくなるのです。

外反母趾は遺伝*や靴の影響で発症することはよく知られていることですが、そのほかにも不適切な姿勢や歩き方のクセも関係しています。したがって、外反母趾の人のタコやウオノメの場合は、１２１～１２２㌻で紹介した開張足《かいちょうそく》の人向けの対策（正しい歩き方、足首ストレッチ）も有効です。

加えて、足指をほぐす体操をすれば、いっそう効果が高まります（次㌻参照）。（高山かおる）

外反母趾によるタコ・ウオノメ

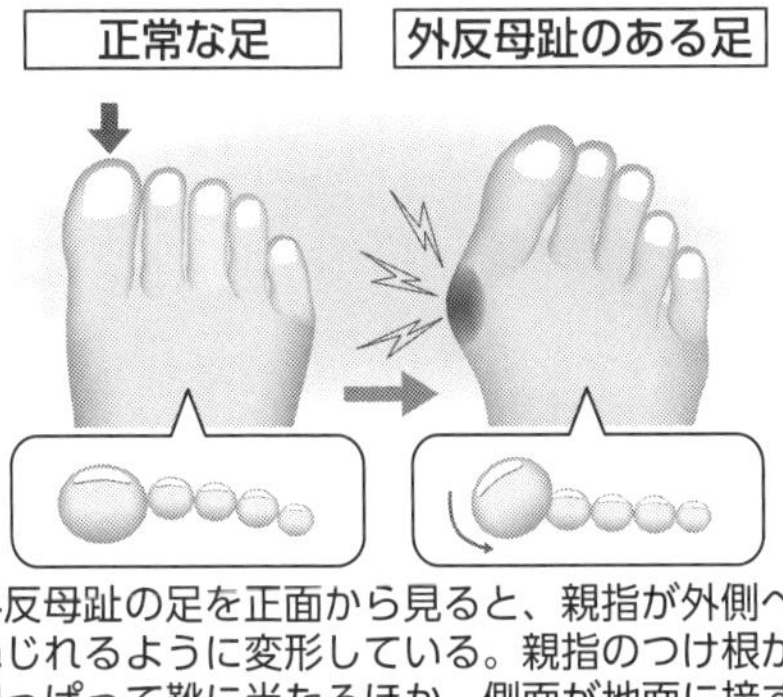

外反母趾の足を正面から見ると、親指が外側へねじれるように変形している。親指のつけ根が出っぱって靴に当たるほか、側面が地面に接するようになり、タコやウオノメの原因になる。

＊靴に影響を受けやすい足の形や、指の関節を支える靭帯が柔らかいといった「外反母趾になりやすい体質」が遺伝することをいう。

親指横やつけ根のタコ・ウオノメを防ぐ「足指ほぐし」

❶足の指を１本ずつ、足裏側のつけ根から先端に向かって押していく。

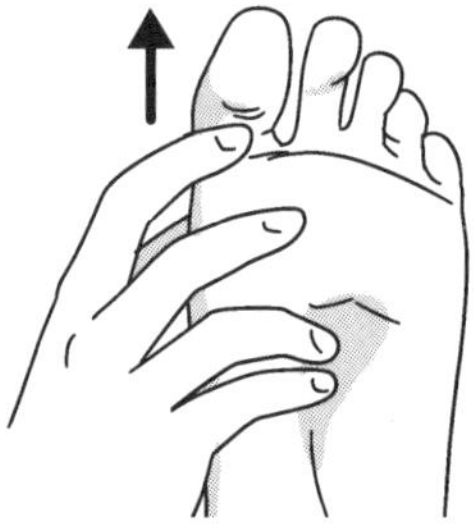

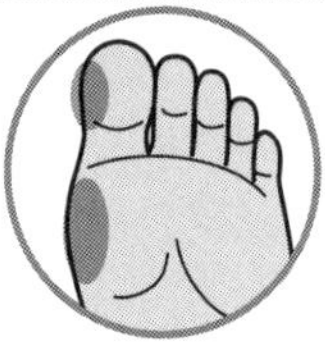

タコやウオノメができやすい場所

❷各指の爪の生えぎわをつまんで、足先を刺激する。

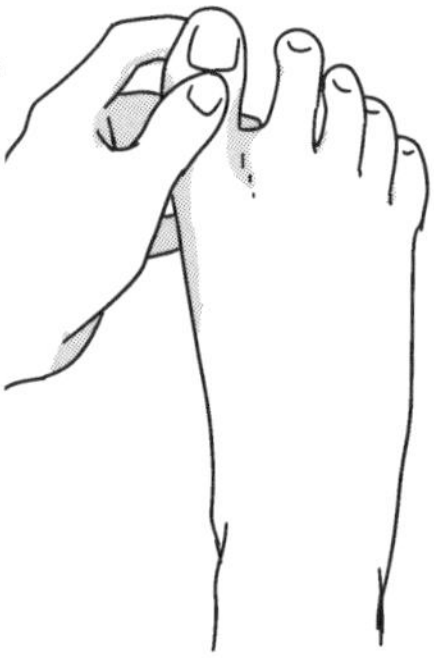

❸2本の指をつまんで、間を広げ、前後に動かす。すべての指の間で同様に行う。

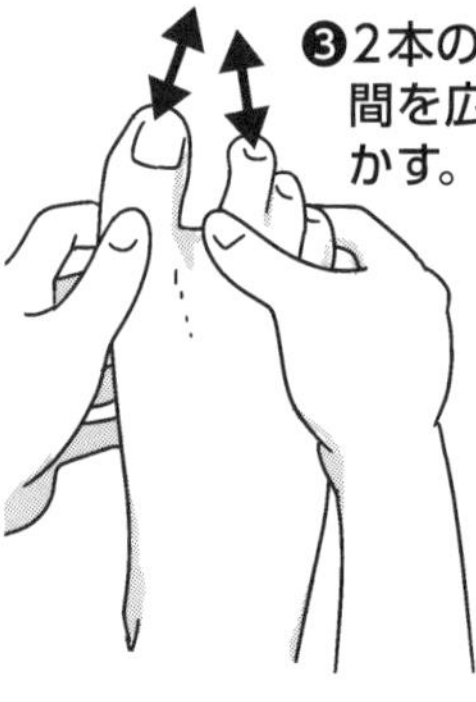

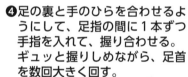

❹足の裏と手のひらを合わせるようにして、足指の間に１本ずつ手指を入れて、握り合わせる。ギュッと握りしめながら、足首を数回大きく回す。

＊足指の変形が進んで手の指が入らない場合は無理をせず、❶～❸の足指ほぐしを丁寧に行う。

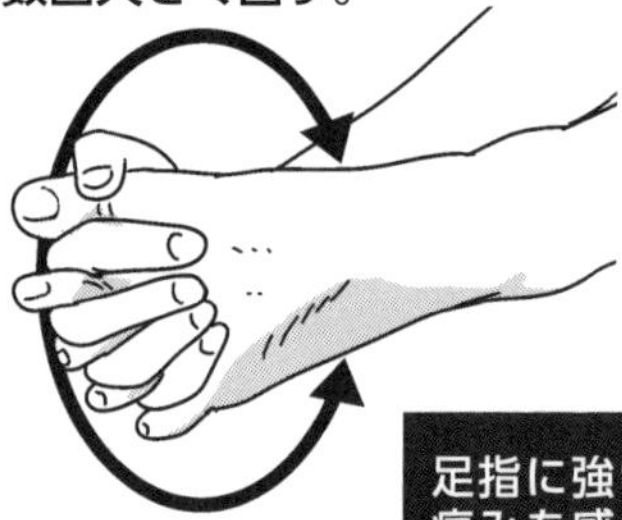

❶～❹を１セットとして、１日２セットを目安に行う。

反対側の足も同じように行う。

足指に強い痛みを感じたら無理をしないこと

Q70 ⑦足の第2～4趾のタコやウオノメにはどう対処しますか？

足の人さし指・中指・薬指の間や先端のタコやウオノメは、親指以外の指が第2関節で「く」の字に曲がったハンマートウ（金づちのように足指が曲がった状態）や、第1関節の曲がったクロートウ（鳥や動物の鉤《かぎ》爪のように指が曲がった状態）といった拘縮《こうしゅく》（関節がこわばり可動域が制限される状態）のある高齢者に多く見られます。加齢による腰曲がりで姿勢が不安定になると、バランスを取ろうと足を踏んばるため、長年のうちに指が変形して、関節が縮んだまま固まってしまうのです。

曲がった関節や指先は靴に当たってこすれ、タコやウオノメができやすくなり、そこに炎症が起こって痛むようになります。改善には、指の拘縮を少しでもほぐすよう、関節を広げたり動かしたりするケアが効果的です（次ページ参照）。（高山かおる）

足指の拘縮

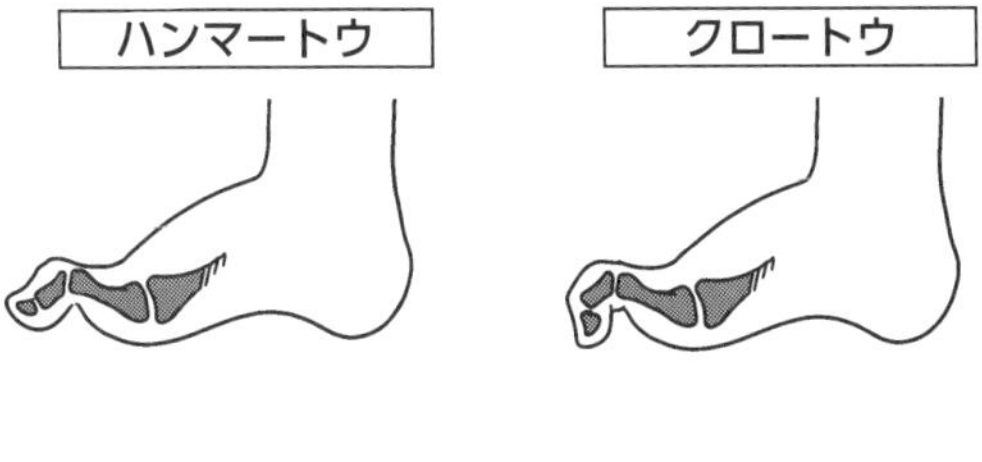

第2～4趾のタコやウオノメを防ぐ「ゴルフボールつかみ」

❶ゴルフボールを前足部に当て、
1～3分ほどコロコロと転がす。

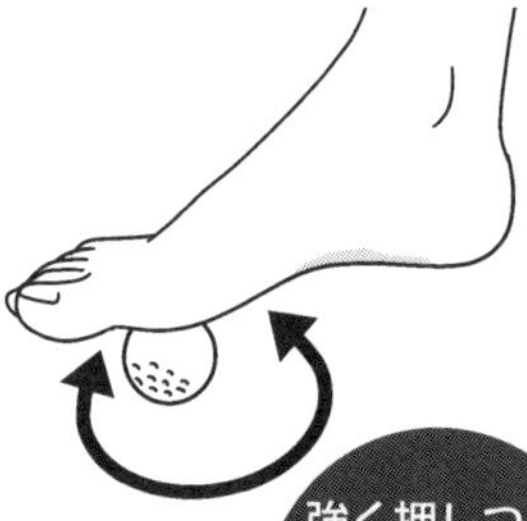

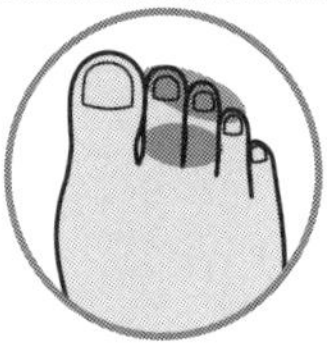

タコやウオノメが
できやすい場所

❷ゴルフボールを足の指でつかみ、
離す。これを5回ほどくり返す。

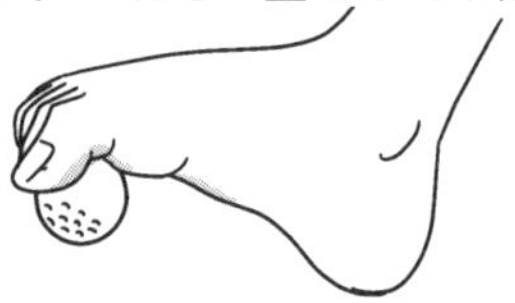

強く押しつけすぎないよう、気持ちのいい程度に留める

テレビを見ているときなど好きな時間に行う。

❶～❷（または❶のみ）を、1日2～3回を目安に行う。

足指の筋肉が衰えていたり、拘縮が強かったりしてうまくつかめない場合は、足裏で転がすだけでもいい。

毎日続ければ、しだいに足指の拘縮がほぐれ、ボールをつかめるようになる。

足指に強い痛みを感じたら無理をしないこと

おすすめ！
5本指ソックス

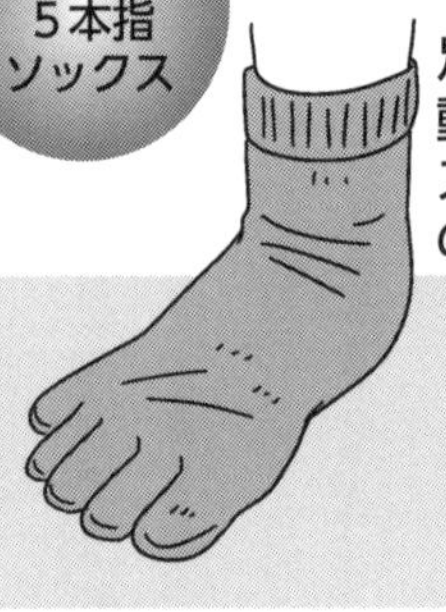

足指が独立して自由に動かせる5本指ソックスは、足指の運動不足の解消におすすめ。

着圧ソックス

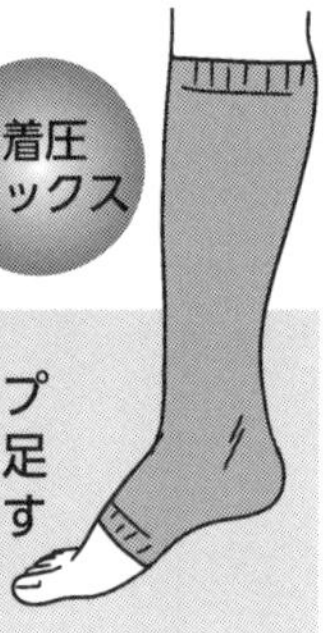

足の指先が出るタイプの着圧ソックスも、足指をストレッチしやすいため効果的。

Q 71 ⑦足の小指側のタコやウオノメはどうやって治しますか？

薬指と小指の間、小指の外側、小指のつけ根のタコやウオノメは、内反小趾《ないはんしょうし》（小指のつけ根が親指側へ「く」の字に曲がる病気）の人によく見られます。内反小趾は靴による圧迫のほか、ガニまた（O脚）のせいでも起こり、女性に多い外反母趾《がいはんぼし》に対し、男性にも多い病気です。ガニまたになると足の外側に重心がかかるため、かかとと小指を結ぶ外側の縦アーチ（92ページ参照）がくずれ、小指が内側へ曲がりやすくなります。すると、小指と薬指の間や、小指の外側・つけ根が圧迫され、タコやウオノメの原因となるのです。

このタイプのタコやウオノメを治すには、足の外側にかかっている重心を内側へ正し、ガニまたを改善する体操がおすすめです（次ページ参照）。また、内反小趾は爪先《つまさき》の細い靴やハイヒールでも悪化するので、さけるようにしましょう。（高山かおる）

内反小趾

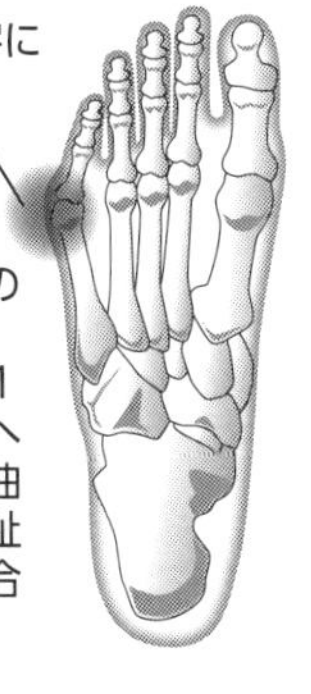

内反小趾は足の第５趾（小指）のつけ根が第１趾（親指）側へ「く」の字に曲がる。外反母趾を合併する場合もある。

小指側のタコやウオノメを防ぐ体操

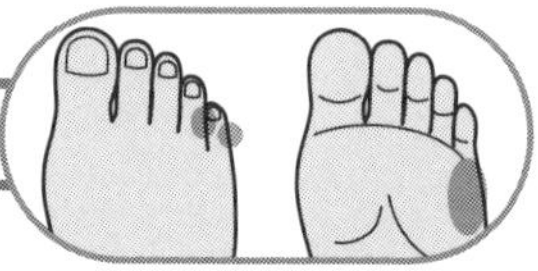
タコやウオノメができやすい場所

ゆるゆる屈伸

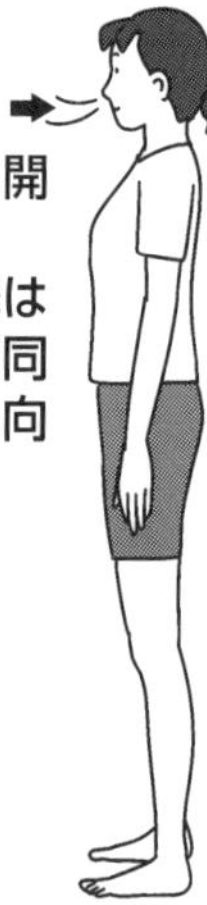

❶足を肩幅に開いて立つ。ひざと爪先は体の正面（同じ方向）へ向ける。

❷口から息を吐きながら足の力を抜き、ひざを爪先の方向に向けたまま、ゆっくりと、軽く腰を落とす。

❸息を吸いながらひざを伸ばし、ゆっくりと❶の体勢に戻る。

❷～❸を2分間くり返す。1日2回を目安に行う。

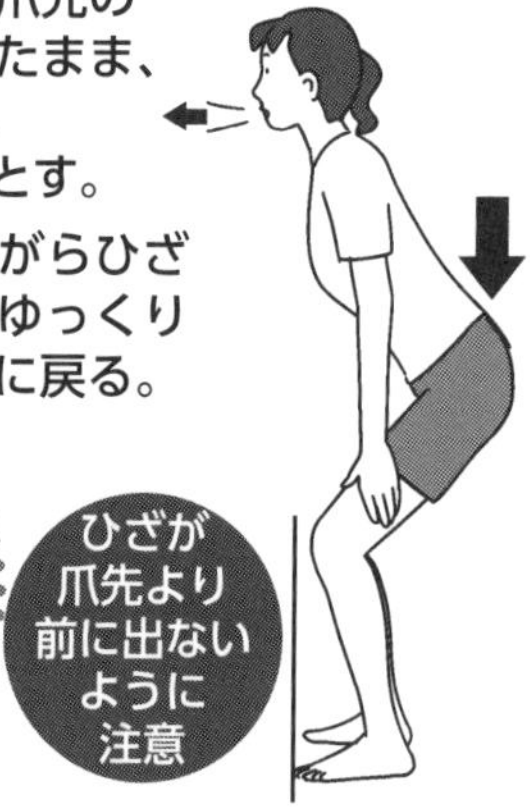
ひざが爪先より前に出ないように注意

太もものばし

❶イスに座って左足を前に伸ばし、爪先を天井に向け、鼻から息を吸う。

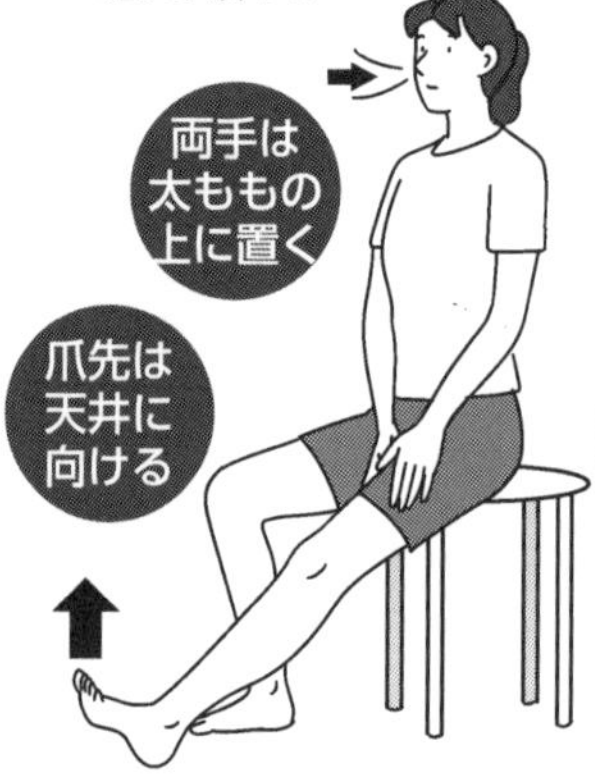
両手は太ももの上に置く
爪先は天井に向ける

❷口から息を吐きながら、両手を足首のほうへ伸ばし、上体を倒す。ゆっくり呼吸しながら10～20秒、この状態をキープ。息を吸いながら❶の体勢に戻る。

右足も同様に行う。

❶～❷を3回くり返して1セットとする。1日2セットを目安に行う。

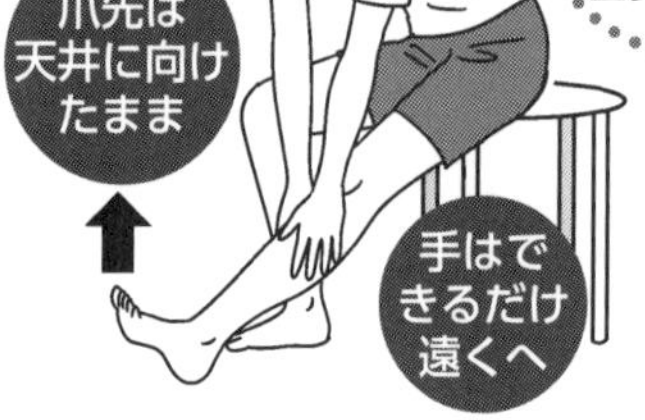
爪先は天井に向けたまま
手はできるだけ遠くへ

第5章

足首の神経障害（足根管症候群）からくる足裏の痛み・しびれについての疑問6

Q72 内くるぶしのあたりから足裏がしびれて「足根管症候群」と診断されました。どの神経の障害ですか？

内くるぶしから足裏にかけて、かかとの骨とくるぶしの骨を結ぶ屈筋支帯《くっきんしたい》という靱《じん》帯《たい》（骨と骨をつなぐ丈夫な線維組織）があります。この屈筋支帯と骨との間にはすきまがあり、ちょうどトンネルのようになっていて、そこを下肢《かし》から足裏へ続く神経や血管が通っています。このトンネル部分を足根管《そくこんかん》といいます。

足根管症候群は、坐骨《ざこつ》神経から伸びてきた神経が、足根管の部分で締めつけられて、足裏や足指に、しびれ・痛みなどが起こる病気です。坐骨神経は、背骨の腰の部分である腰椎《ようつい》と、骨盤の中央にある仙骨から出て、足へ向かって伸びる神経で、左右一対あり、人体の中で最も太く最も長い末梢《まっしょう》神経です。坐骨神経は、お尻《しり》から太ももを通り、ひざのあたりで、足の甲へ向かう総腓骨《ひこつ》神経と、足裏へ向かう脛骨《けいこつ》神経に分かれます。

さらに脛骨神経は、ちょうどくるぶしに近い足根管のあたりで内側足底神経と外側

脛骨神経・内側足底神経・外側足底神経

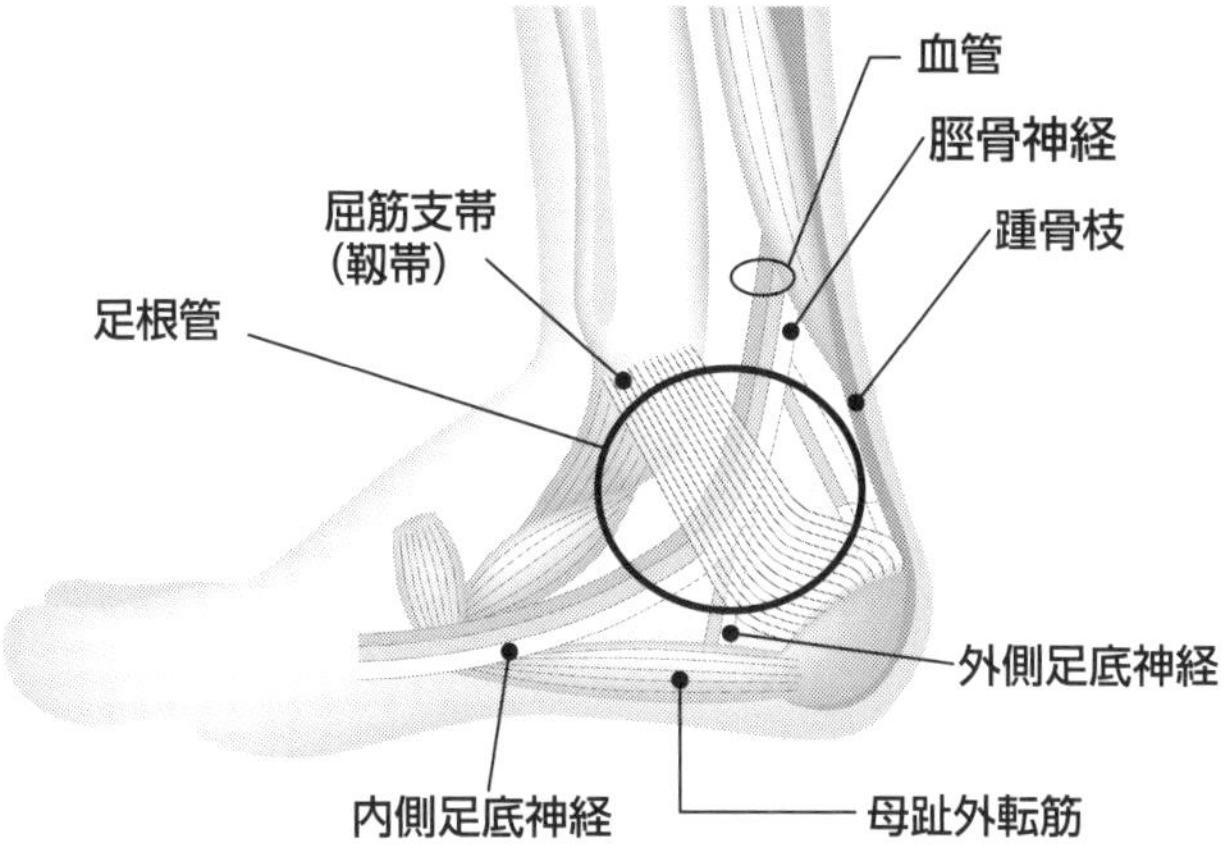

（寺尾享・金景成編『手足のしびれ・痛み診療』から引用改変）

足根管

骨と靱帯の間でちょうどトンネルのようになっている。

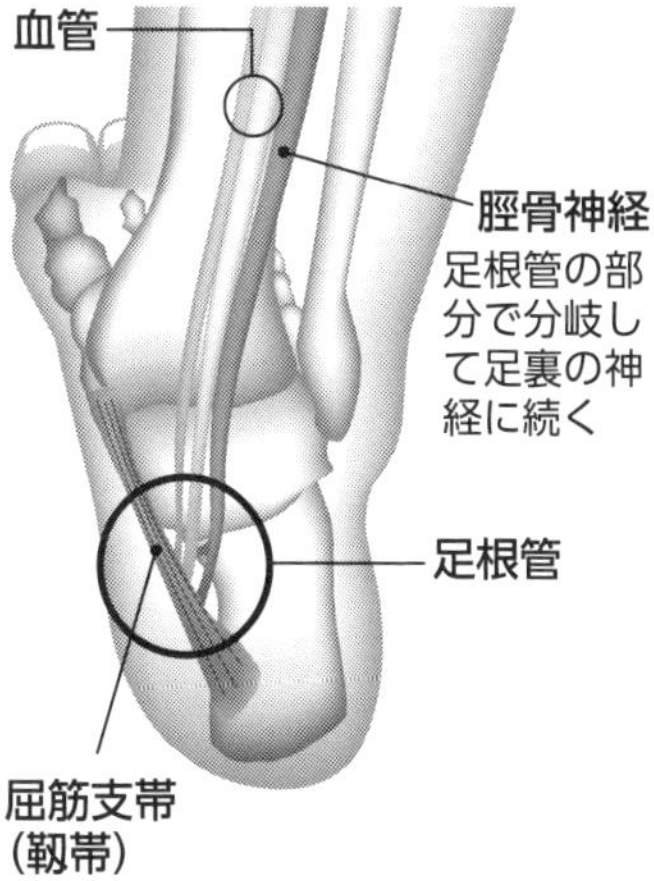

足底神経に分岐します。内側・外側足底神経はいずれもかかと以外の足裏へ伸び、その領域の感覚と足指の運動をつかさどる神経なので、足根管で絞扼《こうやく》（締めつけ）があると、足裏のしびれ・痛みなどの感覚障害や、足指の運動マヒといった症状として現れるのです。

（岩本直高）

Q73 足根管症候群はどんな症状が現れますか？

足根管《そくこんかん》症候群の主な症状は、足底から足指の先にかけての、ビリビリ、ジンジン、ヒリヒリなどと表現されるしびれです。

しびれとともに、足裏にもちのようなものが貼《は》りついている感じがしたり、足の皮が厚くなった感じがしたり、あるいは砂利や剣山の上を歩いているような感じがしたりと、足裏の違和感がある場合もあります。

我々のグループで診察したケースでは、約80％の人は両側の足に症状が現れています。また、約半数の人は痛みや冷えを伴っており、中にはほてりを感じる人もいます。

足根管症候群では、足根管の部分で脛骨《けいこつ》神経が締めつけられることが原因なので、そこから分岐した内側足底神経と外側足底神経の支配する足裏で症状が現れるのです。

ただし、足裏でも、かかと部分には症状が出ないか、出ても弱い傾向があります。足裏のかかと部分を支配する踵骨枝《しょうこつし》という神経は、足根管よりも手前で脛骨神経から分岐することが多いため、かかとに症状が現れることはあまりないのです（１３１ジページ）の上の図参照）。

このほか足裏には伏在《ふくざい》神経、腓腹《ひふく》神経の支配する領域がありますが、いずれも足根管を通らないため、足根管症候群の症状としては現れません。

（岩本直高）

足根管症候群の痛み・しびれの範囲

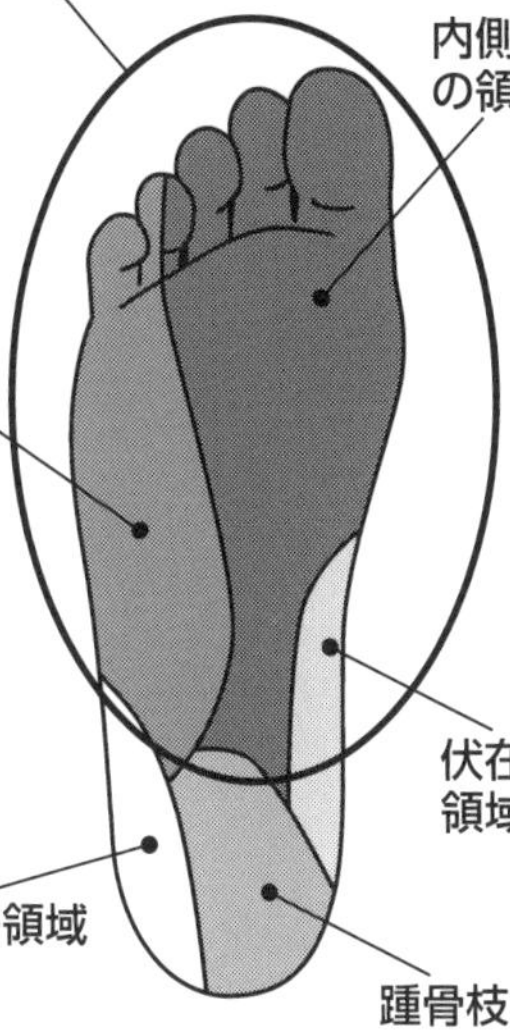

（寺尾享・金景成編『手足のしびれ・痛み診療』から引用改変）

Q 74 足根管症候群の原因はなんですか？

足根管症候群《そくこんかんしょうこうぐん》は、これといった原因がないのに発症する特発性のものと、明らかな原因のあるものがあります。

明らかな原因のあるものとしては、足根管付近にガングリオン（中にゼリー状の物質がつまったコブ）や神経鞘腫《しょうしゅ》（神経にできる良性の腫瘍《しゅよう》）、静脈瘤《りゅう》（血管が膨れてコブのようになる病気）ができて、神経を圧迫することで発症するケースがあります。

また、捻挫《ねんざ》や骨折などの外傷の影響、心臓や腎《じん》臓の病気からくる足のむくみや、関節リウマチ、あるいは先天的な骨の形、いつも横座りをするクセがあって足首に負担がかかっていることなども、可能性として考えられます。

しかし、特定の原因がなく足根管症候群を発症することも、決して少なくありません。

（岩本直高）

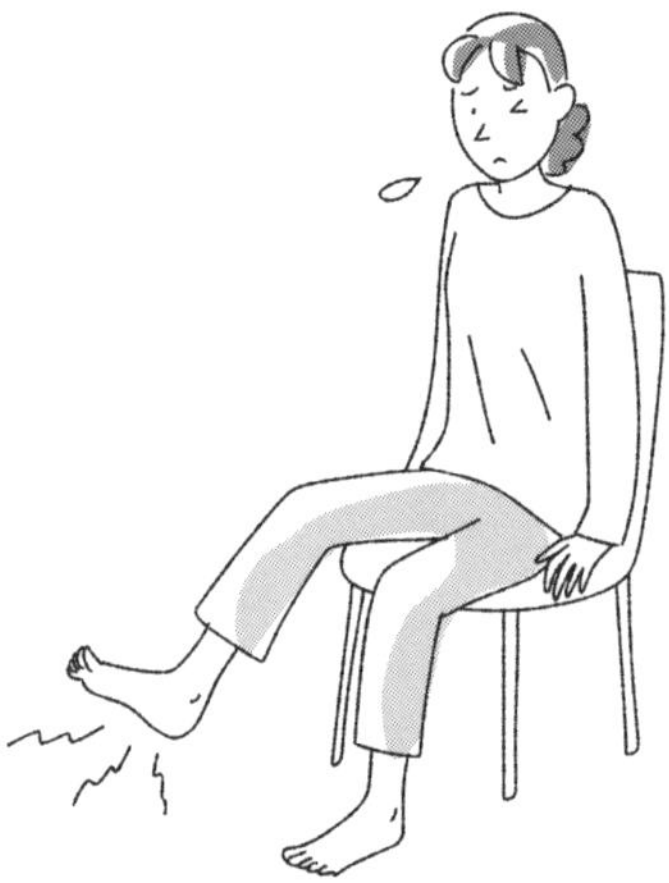

Q75 足根管症候群はどう診断しますか？

明らかな原因がある場合はＣＴ（コンピューター断層撮影）、ＭＲＩ（磁気共鳴断層撮影）、超音波（エコー）検査の画像でガングリオンや神経鞘腫《しょうしゅ》などが見られたり、レントゲン（Ｘ線）で骨折の影響や骨の異常が見られたりすれば診断できますが、特発性の場合は画像診断のみでは困難です。電気生理検査（電極を取りつけ神経に電気刺激を与えて行う検査）は末梢《まっしょう》神経の障害を判断するのに有用ですが、足根管《そくこんかん》症候群の場合は、偽陽性・偽陰性が現れることがあり、これだけで診断を確定することは難しいです。そこで、身体診察でしびれや痛み、足指の運動マヒの範囲を見たり、チネルテスト（足根管の部分を押したりたたいたりするテスト）でチネル様兆候陽性を確認したりしたうえで画像検査や電気生理検査の結果を併せ、総合的に診断します。

足根管症候群は、立ったり歩いたりすると症状が悪化することが多いため、同様の症状が起こる腰部脊柱管狭窄症《せきちゅうかんきょうさく》（30ページ参照）と間違われやすい病気です。特に、脊柱管狭窄症で脊椎《せきつい》手術をしたのに足裏の痛みやしびれなどの症状が改善しない場合は、足根管症候群を合併していないか確認する必要があります。

（岩本直高）

＊チネル様兆候：押したりたたいたりするテストを行うと、その神経が支配する範囲に痛みが現れること。

Q76 足根管症候群の症状は糖尿病神経障害と似ていませんか？

糖尿病では、高血糖（血液中のブドウ糖濃度が高くなる）の影響で、末梢《まっしょう》神経に糖尿病神経障害（糖尿病足病変。154ページ参照）が起こります。

糖尿病神経障害の初期段階では、両足の末端（足指や足裏）にしびれや違和感を感じる感覚障害が起こりやすく、足根管《そくこんかん》症候群の症状とよく似ています。

一方で、糖尿病の人は神経がもろくなっているために、足根管症候群など、神経が絞扼《こうやく》（締めつけ）されることによる障害も起こりやすくなっています。

実際、糖尿病足病変に足根管症候群を併発していることは少なくありません。その場合、足根管症候群を治療してしびれや痛みといった症状を軽減することは、糖尿病足病変の治療としても有効です。

糖尿病神経障害がある場合は、足根管症候群を併発している可能性がないか、よく注意して診断し、治療を進める必要があります。

（岩本直高）

Q77 足根管症候群は、どのように治療しますか？

まず、**鎮痛薬**の各種内服薬を使用して、痛みやしびれの軽減を図ります。

また、足根管《そくこんかん》症候群は、扁平《へんぺい》足に合併することもあります。扁平足からくる歩き方の偏りが原因として疑われる場合は、**足底挿板《そくていそうばん》**（インソール）を用いることもあります。

足根管症候群では、このような保存療法で症状が軽快しても、またぶり返してしまうことも少なくありません。しかし、神経が足根管で障害されて起こっていると診断がついていれば、薬物療法などを根気よく続け、症状を改善していくことは可能です。

保存療法だけでは十分な効果が得られず、日常生活に支障をきたす場合は、手術が検討されます。

手術は局所麻酔で患部を数センチ切開して行う、体に負担の少ない方法が一般的ですが、術後の経過観察のため、数日の入院が必要です。

ガングリオン（中にゼリー状の物質がつまったコブ）や神経鞘腫《しょうしゅ》（神経にできる良性の腫瘍《しゅよう》）、静脈瘤《りゅう》（血管が膨れてコブのようになる病気）など、明らかに神経を圧迫しているものがあればそれを取り除く手術を行います。
そういった病変がない場合は、神経を絞扼《こうやく》（締めつけ）している屈筋支帯《くつきんしたい》（靱帯《じんたい》＝骨と骨をつなぐ丈夫な線維組織。131ページの図参照）などの周囲の組織を切り離すことで、神経の締めつけを解消し、痛みを軽減する「**神経剥離《はくり》術**」を行います。

（岩本直高）

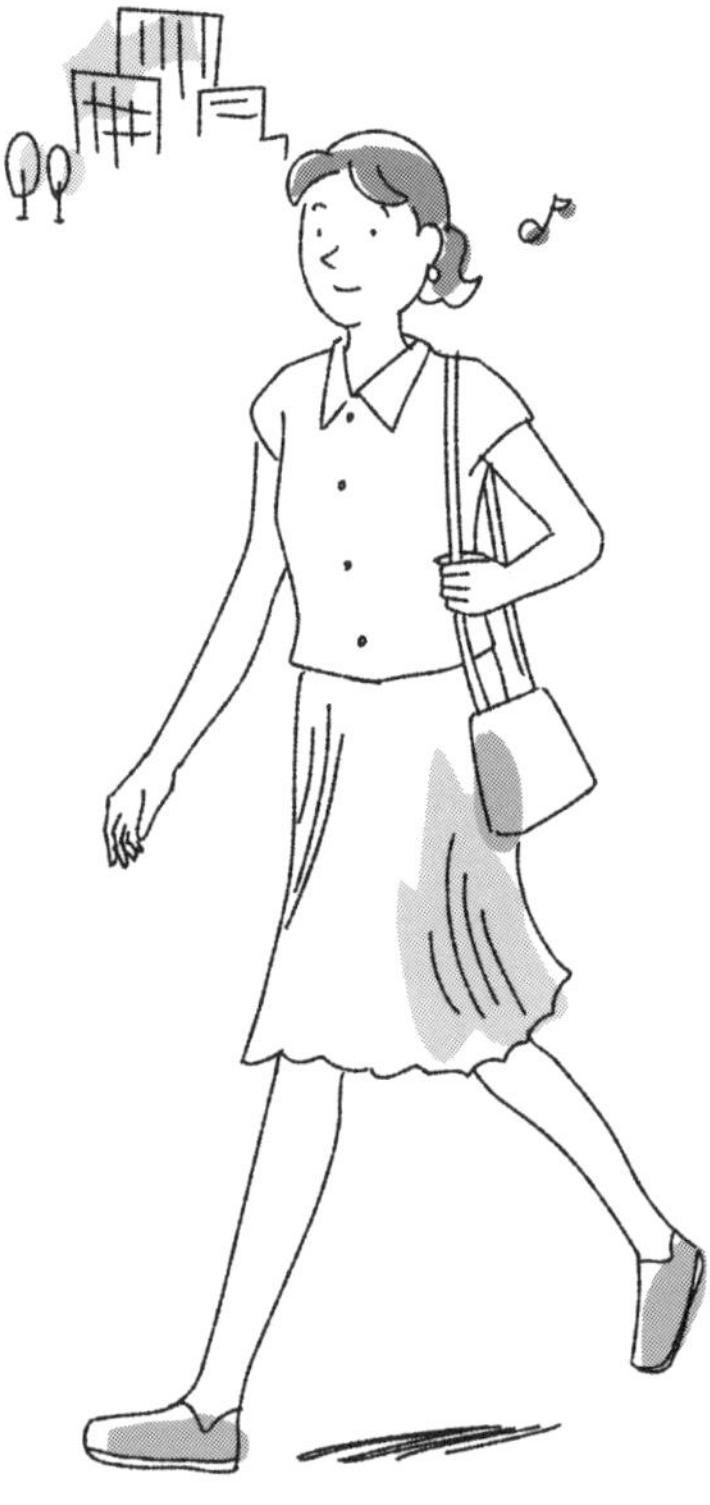

第6章

すねの神経障害からくる足裏の痛み・しびれについての疑問5

Q78 「総腓骨神経障害」が原因といわれました。どのような病気ですか？

足の絞扼《こうやく》性末梢《まつしょう》神経障害（神経が締めつけられて起こる病気）の中で最も多いのが、総腓骨《ひこつ》神経障害です。主な症状としては、すねの外側から足の甲、足指にかけて痛みやしびれが現れます。

総腓骨神経はひざの外側の皮膚のすぐ下で、皮下と骨の間を通るので、外からの圧迫の影響を受けやすい神経です。

足を組んだり、きついストッキングやハイソックスをはいたりすると、総腓骨神経に圧力がかかって発症することがあります。

また、全身麻酔下の手術での長時間の横向き姿勢も原因になることがあります。

このほか、足の骨折を固定するギプスによる圧迫、総腓骨神経付近にできたガングリオン（中にゼリー状の物質がつまったコブ）や腫瘍《しゅよう》による圧迫、捻挫《ねんざ》や骨折でも発症することがあります。

しかし、これといった原因のない特発性のケースも少なくありません。（岩本直高）

Q 79 総腓骨神経とはどこの神経ですか？

総腓《ひ》骨《こつ》神経は、坐《ざ》骨《こつ》神経（腰椎《ようつい》と、骨盤の中央にある仙骨から出て足へ向かって伸びる神経）から、ひざの裏で分岐し、足の甲に至ります。ひざ下の外側・足の甲・足指の感覚と、足首・足指の運動機能を担う神経です。

総腓骨神経はひざの外側、骨が出っぱった部分（腓骨骨頭）を回り、長腓骨《ちょうひこつ》筋という筋肉の下へもぐり込みます。このあたりの皮膚下の浅いところで多くの筋肉や靱帯《じんたい》の間を通ることから、絞扼《こうやく》（締めつけ）による障害が起こりやすい神経といえます。（岩本直高）

総腓骨神経

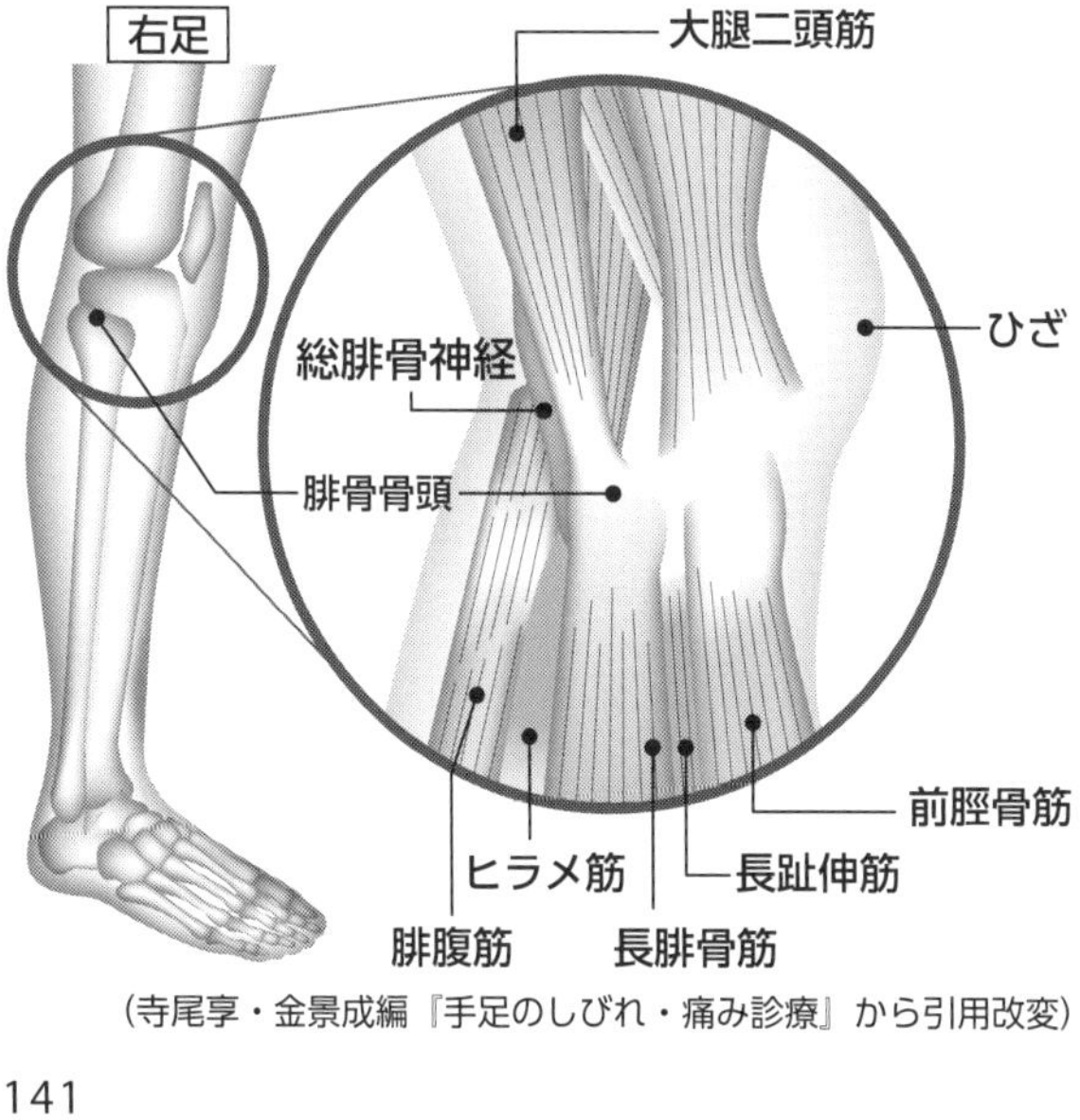

（寺尾享・金景成編『手足のしびれ・痛み診療』から引用改変）

Q 80 総腓骨神経障害ではどのような症状が現れますか？

総腓骨《ひこつ》神経障害の症状は、すねの外側から、足の甲にかけての痛みやしびれと、前脛骨筋《ぜんけいこつきん》、長腓骨筋《ちょうひこつきん》、長趾伸筋《ちょうししんきん》（１４１ページの図参照）などの筋肉の運動マヒです。それほど多くありませんが、マヒが強いと「下垂足《かすいそく》」といって、足首を上げにくい状態になることもあります。すると、歩くときに足が引っかかりやすくなり、転倒の危険性も増します。

そのほか、歩いたり立ったりすると症状が強まり、少し休むと回復する間欠性跛行《はこう》が見られることがあります。そのため、同じ症状がある腰部脊柱管狭窄症《せきちゅうかんきょうさく》（30ページ参照）などの腰椎《ようつい》の病気と間違われやすい病気です。腰椎の手術をしたにもかかわらず間欠性跛行が治らない場合などは、総腓骨神経障害が原因の可能性もあります。

（岩本直高）

総腓骨神経障害の症状

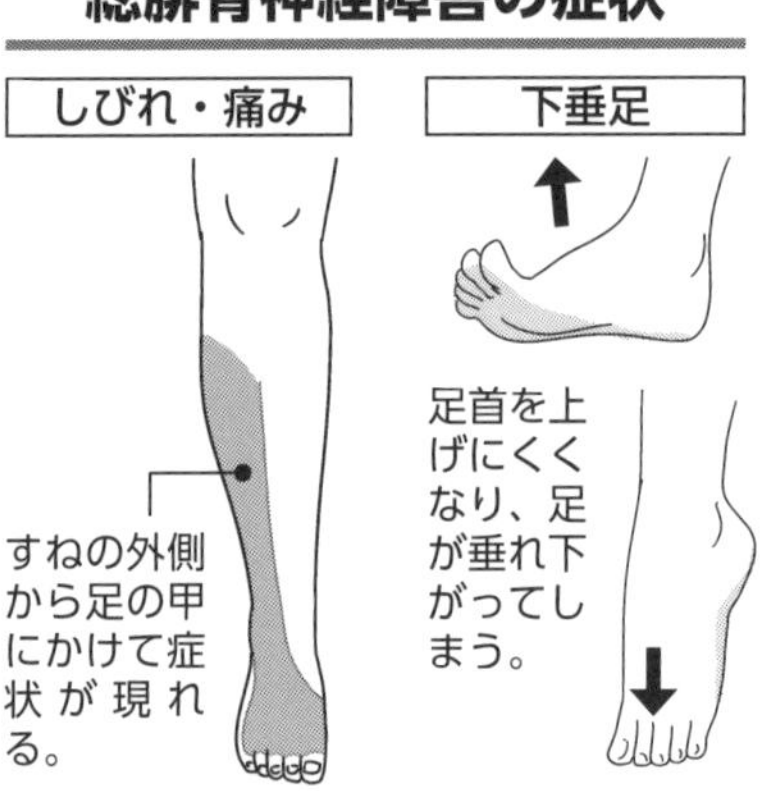
しびれ・痛み
すねの外側から足の甲にかけて症状が現れる。
下垂足
足首を上げにくくなり、足が垂れ下がってしまう。

Q81 総腓骨神経障害はどのように診断しますか？

しびれや痛みの症状に加え、腓《ひ》骨《こつ》骨頭（141ページの図参照）の周囲を押したりたたいたりするテスト（チネルテスト）を行います。総腓骨神経の支配する範囲で痛みやしびれが強まれば*チネル様兆候陽性となり、総腓骨神経障害が強く疑われます。

腫瘍《しゅよう》や骨折が原因でなければ、CT（コンピューター断層撮影）、MRI（磁気共鳴断層撮影）、超音波（エコー）検査、レントゲン（X線）などの画像だけでは診断できません。神経に電気を流す「電気生理学検査」でわかることもありますが、マヒなど強い症状がなく、歩くと痛みが出るような場合は、安静にして行う検査では診断できないことも少なくありません。

その場合は、足を伸ばして座り、足首を伸ばしたり戻したりをくり返す「足関節連続底屈テスト」が有効です。このテストですねの外側から足の甲にかけて症状が現れた場合、総腓骨神経障害を強く疑います。

（岩本直高）

足関節連続底屈テスト

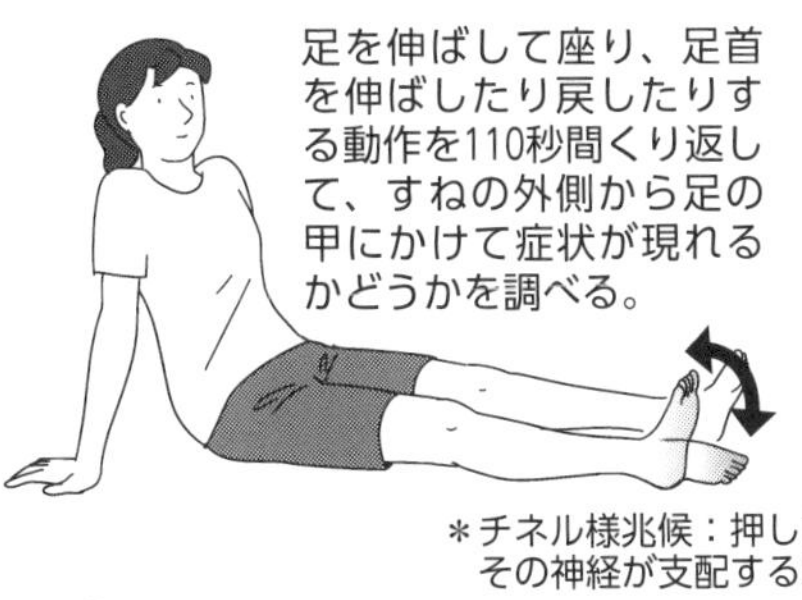

足を伸ばして座り、足首を伸ばしたり戻したりする動作を110秒間くり返して、すねの外側から足の甲にかけて症状が現れるかどうかを調べる。

*チネル様兆候：押したりたたいたりするテストを行うと、その神経が支配する範囲に痛みが現れること。

Q 82 総腓骨神経障害はどのように治療しますか？

鎮痛薬の内服と、局所を安静にすることなどで、痛みやしびれの軽減を図ります。同時に、日常生活動作（足を組むなど）や衣服（ハイソックス、ストッキング）などが症状を悪化させるようであれば、見直すようにします。

これらの保存療法を行っても症状に改善が見られない場合は、手術が検討されます。

手術にはいろいろな方法がありますが、「**神経剝離《はくり》術**」といって、総腓《ひ》骨《こつ》神経を絞《こう》扼《やく》（締めつけ）している周囲の組織を切り離すことで締めつけを解消し、症状を軽減する手術が一般的です。

手術は局所麻酔下で行われ、患部を数《すう》cm《センチ》切開して行う体に負担の少ない方法ですが、術後の経過観察のため、数日の入院が必要となります。

（岩本直高）

第7章

末梢動脈疾患（閉塞性動脈硬化症）からくる足裏の痛み・しびれについての疑問7

Q83 足が痛くて歩けなくなる「末梢動脈疾患」（閉塞性動脈硬化症）とはどのような病気ですか？

動脈硬化によって血管が狭くなったりつまったりすることで、主に下肢《かし》に症状が現れる進行性の病気で、末梢《まっしょう》動脈疾患《しっかん》（ＰＡＤ）[*1]、または閉塞《へいそく》性動脈硬化症（ＡＳＯ）[*2]とも呼ばれます。心臓から出た動脈は骨盤のところで枝分かれし、左右の太もも・ふくらはぎを通り、足指の先に至ります。骨盤・太もも・ふくらはぎを通る太い血管が狭くなったりつまったりすると血流が途絶え、下肢の組織に酸素や栄養が送られなくなって、さまざまな障害を引き起こすのです。

症状は、間欠性跛行《はこう》（こま切れにしか歩けなくなる症状）、安静にしているときの足の痛み、潰瘍《かいよう》（皮膚の表面組織が欠損してその下の組織が露出する状態）・壊死《えし》（潰瘍が進行し、部分的に組織が死滅した状態）などです。

末梢動脈疾患では、足のしびれよりも痛みを強く感じます。しびれのほうが強い場合は、腰部脊柱管狭窄症《せきちゅうかんきょうさく》（30ページ参照）など腰椎《ようつい》（背骨の腰の部分）の病気や糖尿病神経障害（154ページ参照）の可能性もあるので、鑑別が必要です。

（重松邦広）

＊1　PAD: Peripheral Artery Disease（＝末梢動脈疾患）
＊2　ASO: Arteriosclerosis Obliterans（＝閉塞性動脈硬化症）

Q84 末梢動脈疾患はどのような経過をたどりますか？

初期のうちは症状がありません。しかし、動脈硬化が進み、血管が50％以上狭くなると、歩くのに必要な血液が足に供給されなくなり、間欠性跛《は》行《こう》（こま切れにしか歩けなくなる症状）が現れます。

動脈硬化が進むと、じっとしていても足が痛むようになってきます。さらに進行すると、血流が滞り、酸素や栄養が足の末端にまで行き届かなくなるため、ちょっとした傷から足指やかかとに潰《かい》瘍《よう》ができたり、壊《え》死《し》したりするようになります。

重症度分類には下の表のものがありますが、どちらも安静時の痛み、潰瘍・壊死があれば重症とされ、重症下《か》肢《し》虚血《きょけつ》と呼ばれます。（重松邦広）

末梢動脈疾患の重症度分類

<table>
<tr><th colspan="2">フォンテイン分類</th><th colspan="3">ラザフォード分類</th></tr>
<tr><th>グレード</th><th>症状</th><th>グレード</th><th>カテゴリー</th><th>症状</th></tr>
<tr><td>Ⅰ</td><td>無症状</td><td rowspan="2">0</td><td>0</td><td>無症状</td></tr>
<tr><td rowspan="3">Ⅱ</td><td rowspan="3">間欠性跛行</td><td>1</td><td>軽度跛行</td></tr>
<tr><td rowspan="2">Ⅰ</td><td>2</td><td>中等度跛行</td></tr>
<tr><td>3</td><td>高度跛行</td></tr>
<tr><td>Ⅲ</td><td>安静時痛</td><td>Ⅱ</td><td>4</td><td>安静時痛</td></tr>
<tr><td rowspan="2">Ⅳ</td><td rowspan="2">潰瘍・壊死</td><td rowspan="2">Ⅲ</td><td>5</td><td>潰瘍、小範囲の壊死</td></tr>
<tr><td>6</td><td>広範囲の組織の欠損</td></tr>
</table>

（寺尾享・金景成編『手足のしびれ・痛み診療』から引用改変）

Q 85 末梢動脈疾患は、腰部脊柱管狭窄症とどう判別しますか?

同じように間欠性跛行《はこう》（こま切れにしか歩けなくなる症状）があっても、腰部脊柱管狭窄症《せきちゅうかんきょうさく》（30ページ参照）など腰椎《ようつい》（背骨の腰の部分）の病気では、末梢《まっしょう》動脈疾患《しっかん》のように血管が原因ではなく、神経が圧迫されることで起こる点が異なります。

間欠性跛行の原因が血管にあるか神経にあるかを確かめるには、まず、**足の脈拍**をチェックします。足先まで脈拍が確認できれば、血管のつまりが原因ではないことがわかります。そのほか、上腕と足首の血圧の差、前かがみの姿勢を取ったり、長い間立っていたりした場合の症状の出方、症状が回復するまでの時間などを調べ、総合的に鑑別を行います。

（重松邦広）

間欠性跛行の原因の判別

	末梢動脈疾患（血管性）	腰部脊柱管狭窄症（神経性）
足の脈拍	消失、または弱い	正常
足の血圧	腕よりも低い	腕とほぼ同じ
前かがみ姿勢	症状は変わらない	症状が軽くなる
長時間の立位	症状が出ない	症状が現れる
回復までの時間	短時間（秒単位）で回復する	ゆっくり（分単位）回復する
痛みの部位	太もも、ふくらはぎ	太もも、ふくらはぎ、腰
痛みの特徴	ズキズキ、重苦しい	しびれ

（寺尾享・金景成編『手足のしびれ・痛み診療』から引用改変）

Q86 末梢動脈疾患は、どう診断しますか？

①**脈拍**……両足の前面のつけ根、ひざ裏、足の甲、内くるぶしの動脈（左図参照）で脈拍が確認できるかどうかを見ます。血管が狭くなったりつまったりしている部分より先では脈拍が確認できないため、病変のおおよその部位がわかります。

②**皮膚の視診・触診**……血流が悪くなっているため、皮膚の色が白っぽく、冷たくなり、あおむけで足を上げると蒼白《そうはく》になります。また、潰瘍《かいよう》の有無も観察します。

③**足関節上腕血圧比検査**（ＡＢＩ）[*1]……足首と上腕部の血圧を測定し、比を求めます。[*2] 末梢《まっしょう》動脈疾患《しっかん》では足の血圧が低くなるため、ＡＢＩが低値（０・９以下）となります。

④**画像診断**……造影ＣＴ検査（造影剤を血管内に注入しＣＴ＝コンピューター断層撮影を行う）、超音波検査（超音波により血管の画像を見る）、血管造影検査（造影剤を血管内に注入して血管をＸ線撮影する）といった画像検査を行います。

（重松邦広）

脈拍を見るポイント

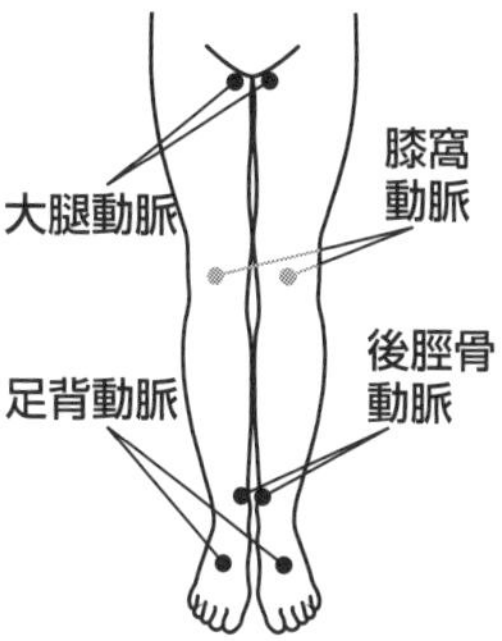

＊1 ABI: Ankle Brachial Pressure Index　＊2 足首の最高血圧÷上腕部の最高血圧。

Q87 末梢《まっしょう》動脈疾患《しっかん》は、どう治療しますか？

無症状なら、まず高血圧、脂質異常症、糖尿病、喫煙など末梢動脈疾患の危険因子を排除するため、生活習慣を改善します。間欠性跛行《はこう》（こま切れにしか歩けなくなる症状）がある場合は血液を固まりにくくする薬（抗血小板薬《こうけつしょうばん》）の服用と運動療法（医師や理学療法士の指導のもと1日30～60分の歩行を週3回、3ヵ月以上）を行います。

重症下肢虚血《かしきょけつ》の治療は、血行を回復するための血行再建術を行います。血行再建術には、大きく分けて血管内治療と外科手術の2つがあります（156ジペー参照）。

①**血管内治療**……血管にガイドワイヤーを通し、血管内にバルーン（風船）やステント（金属製の網状の筒）を入れて、狭くなったりつまったりした血管を広げます。局所麻酔で、体への負担が少ない方法です。

②**外科手術**……自分の静脈や人工血管で血管にバイパスを作る「バイパス術」、動脈を切開してつまったプラーク（コレステロールなどの脂質の塊）を除去する「血栓内膜摘除術」、プラーク除去後に自分の静脈や人工血管片をパッチ（継ぎ当て）として当て、血管を拡幅する「パッチ血管形成術」などを行います。

（重松邦広）

Q 88 末梢動脈疾患の進行を防ぐためにできることはありますか？

末梢《まっしょう》動脈疾患《しっかん》は動脈硬化がもとで発症する病気ですから、進行を防ぎ、症状を改善するには、何よりもまず、生活習慣の改善が重要です。高血圧・脂質異常症・糖尿病といった生活習慣病は動脈硬化の危険因子です。バランスの取れた食事（減塩やカロリーのコントロール）、適度な運動を心がけ、肥満があれば解消し、血圧・コレステロール値・血糖値の管理をしっかり行いましょう。

喫煙は血管壁を傷つける要因となり、動脈硬化を助長することがわかっています。末梢動脈疾患の進行防止には、禁煙が必要です。

そのほか、ストレスも高血圧を招き、動脈硬化の要因となります。上手な気分転換や質のいい睡眠でストレス軽減に努めましょう。

１日30分以上の歩行も末梢動脈疾患の改善や進行防止に有効とされています。ウォーキングを続けることで細い血管が発達して、多くの場合、症状の改善が得られます。

（重松邦広）

Q 89 末梢動脈疾患と診断されたら、食事で注意すべきことはありますか？

基本的な食事の注意点は、動脈硬化を招く高血圧・脂質異常症・糖尿病といった生活習慣病と同じです。特に重要なのは、減塩と、カロリーのコントロールです。

食塩をとりすぎると、私たちの体にはそれを薄めてバランスを取ろうとする働きがあり、血管の中へ水分を取り込むため、血液量が増加します。血液量が増えると心臓が強い力で血液を送り出すようになり、血管にかかる圧力が高くなって血圧が上昇します。高血圧になると血管壁が傷つき、動脈硬化を起こしやすくなります。

また、脂質や糖質が多く、カロリーの高い食事の改善も重要です。このような食事は悪玉（ＬＤＬ）コレステロールが多いのが問題です。高血圧や高血糖、また、喫煙の影響によっても血管壁は傷つきますが、そこへ悪玉コレステロールや脂質が入り込むことで、動脈硬化を招いてしまうからです。塩分を排出する働きのあるカリウムなどのミネラルが豊富な野菜や大豆製品を中心に、動脈硬化の予防・改善効果がある＊ＥＰＡ《イーピーエー》が多く含まれる青魚などを意識してとりましょう。

（重松邦広）

＊EPA: エイコサペンタエン酸。善玉コレステロールを増やし、悪玉コレステロール・中性脂肪を減らし、血液をサラサラにする効果があるとされる。

第8章

糖尿病神経障害（糖尿病足病変）からくる足裏の痛み・しびれについての疑問3

Q90 足裏や足指のしびれは糖尿病が原因といわれました。そんなことありますか?

糖尿病で高血糖の状態が続くと、末梢神経《まっしょう》がダメージを受けて、足裏や足指のしびれや痛みが現れます。これを「糖尿病神経障害」といいます。糖尿病神経障害になると、感覚が鈍くなり、足の傷に気づきにくくなってしまうので注意が必要です。糖尿病の人は血流が悪いため、傷が治りにくくなります。傷に気づかず処置が遅れると、細菌に感染して傷口が化膿《かのう》し、潰瘍《かいよう》(皮膚の表面組織が欠損してその下の組織が露出する状態)や壊疽《えそ》(潰瘍が進行し、部分的に組織が死滅した状態)に進行してしまう場合も少なくありません。

そのほか、神経障害によって足の骨や関節が変形したり腫《は》れたりする「シャルコー足」や「末梢動脈疾患《しっかん》(146ページ参照)」も糖尿病が原因で起こります。

糖尿病による足のトラブルを「糖尿病足病変」といいます。重度になれば足の切断に至ることもあるので、足指や足裏の異常に気づいたら、早期のケアと治療が必要です。

(田中康仁)

Q 91
「糖尿病神経障害」による糖尿病足病変では、どんな治療を行いますか？

糖尿病足病変の治療には次のようなものがありますが、いったん治っても再発することが多いので、症状の有無にかかわらず、定期的に診察を受けることが重要です。

■浅い潰瘍《かいよう》

病状をそれ以上進行させないよう、治療用の足底挿板《そくていそうばん》（インソール）や靴型装具（患部を保護し痛みを和らげる靴）を用いて、患部を保護し、負荷がかからないようにします。場合により、トータルコンタクト型ギプス（ひざから足の部分までピッタリとフィットさせたギプス）を用いて固定することもあります。体重を足裏全体に分散し、圧力の集中やズレから患部を守ることが目的です。

患部に感染が見られる場合は、抗生物質による治療も行います。

トータルコンタクト型ギプス

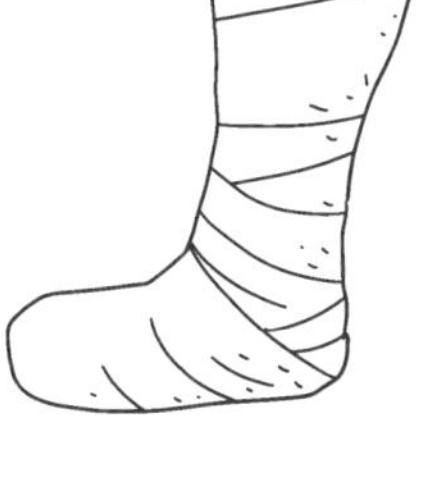

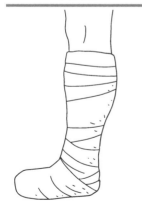

■深い潰瘍、壊疽《えそ》

入院して糖尿病の管理を徹底すると同時に、感染症に対する治療として抗生物質の投与を行います。また、場合により患部を切開して膿《うみ》を出したり、その部分を切除したりします。

血行障害による壊疽の進行を食い止めるために、まず**抗血小板薬**《こうけつしょうばん》や**血管拡張薬**などで血行を改善する薬物療法が行われます。薬物療法で十分な効果が得られない場合は、「血行再建術」が行われることもあります。血行再建術には、血管内にバルーン（風船）やステント（金属製の網状の筒）を入れて広げる**血管内治療**、自分の静脈を移植したり人工血管を用いたりして血管にバイパスを作る**バイパス術**があります。十分な血液が流れないと潰瘍や壊疽が悪化してしまうので、バイパス術は重要な手段の一つですが、極端な血流不足の場合や、動脈硬化が進んでいる場合は適応できないこともあります。

これらの治療で壊疽の改善が見られない場合は、足の切断も検討されます。

（田中康仁）

血行再建術

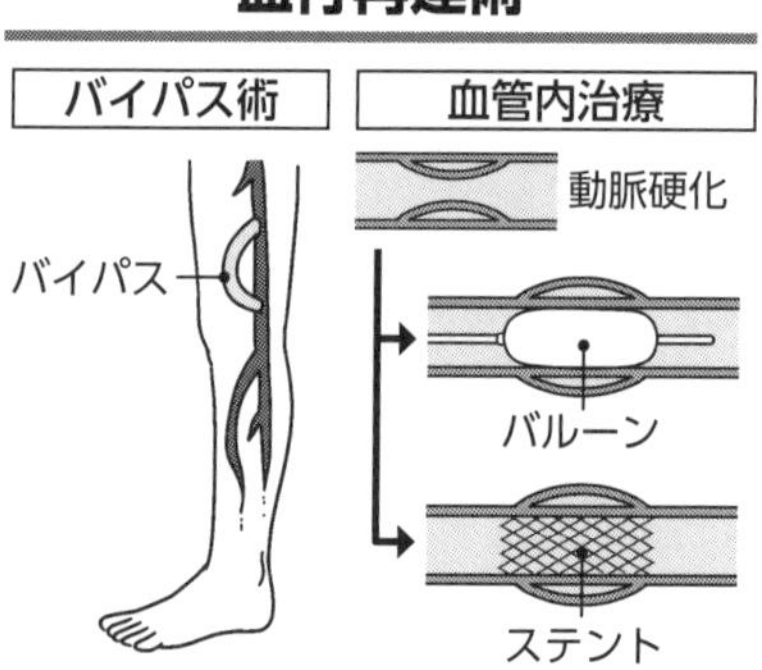

Q 92 糖尿病の人におすすめの足裏のケアはありませんか？

糖尿病の人は、感染や潰瘍《かいよう》を予防し、壊疽《えそ》から足の切断に至る事態を防ぐため、定期的に医療機関を受診するほか、毎日の適切な足のケアが非常に重要です。

①観察

毎日、足指の間、足裏を中心に、見にくいところは手鏡を使うなどして、赤くなったり腫《は》れたりしていないか、切り傷やすり傷、水疱《すいほう》、出血、爪の異常、浸出液（特に指の間）などがないか、入念にチェックします。視力障害がある場合は、家族に足を見てもらいましょう。

②靴・靴下

靴をはく前に、靴の内部に段差や縫いめの出っぱりなどがないいか、小石などの異物が入っていないか、目

足の障害が起こりやすい部位

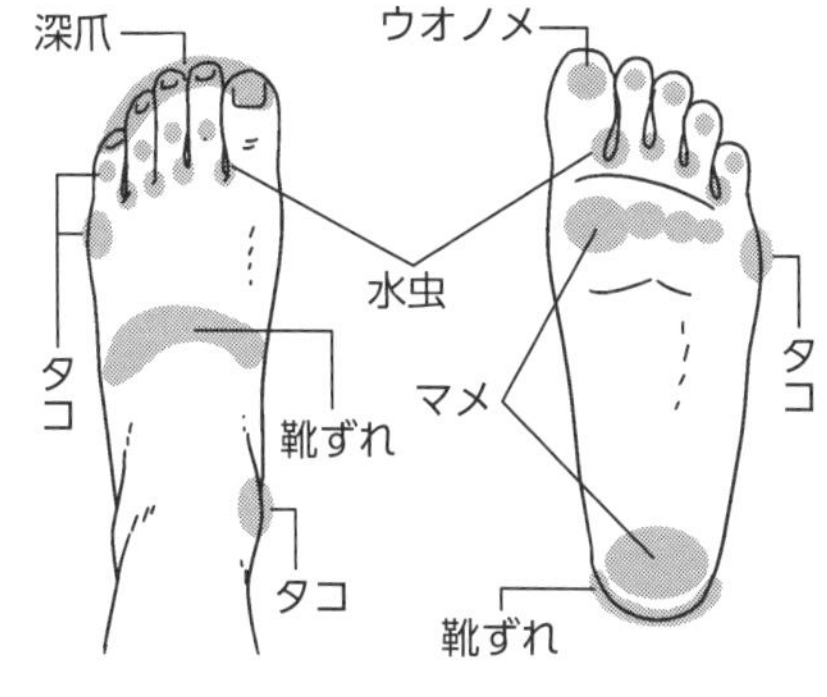

で見たり、手を入れたりして確認しましょう。新しい靴は、両足で数分試しばきをして、爪先《つまさき》に余裕があるか、靴ずれの心配はないかを確認してから買いましょう。

靴下は通気性のいい素材（綿やウール）で、足を締めつけたり、逆にゆるくてずり落ちたりしない、サイズの合ったものを選びます。できれば出血に気づきやすいように、明るい色のものがいいでしょう。靴下は毎日はき替えて清潔な状態を保ちます。

③足はぬるま湯で洗う

入浴時や外出から帰ったときは、ぬるま湯で足を洗います。特に足指の間は丁寧に洗いましょう。洗ったあとは乾燥を防ぐために保湿クリームなどを塗ります。

④その他

ケガを防ぐため、室内でも靴下をはき、素足はさけましょう。カイロやアンカなどで不用意に足を温めないこと。知覚障害があると温度がわからず、低温ヤケドを起こす恐れもあるからです。爪は深爪にならないようまっすぐに切り、角は切らないようにしましょう。やすりなどを使用してタコを削ったり、薬品を使用したりするのもさけてください。タバコは血流を悪くするので、禁煙することも大切です。

（田中康仁）

爪の切り方

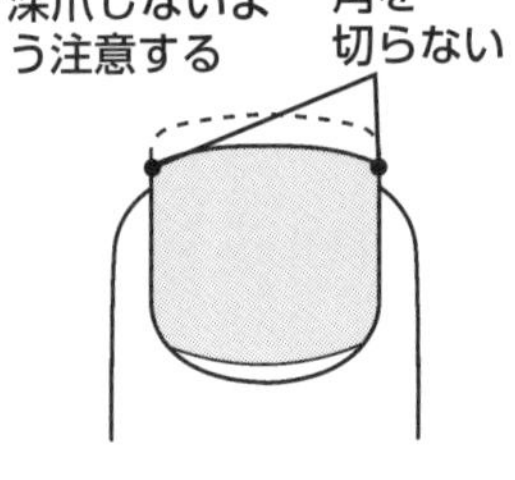

第9章

腰椎の周囲からくる足裏の痛み・しびれについての疑問20

Q93 ①「上殿皮神経障害」の疑いがあるといわれました。どんな病気ですか？

お尻《しり》の上部にある上殿皮神経《じょうでんひしんけい》（左ジペーの図参照）が、周囲の筋肉などの緊張や硬直によって絞扼《こうやく》されて（締めつけられて）起こる病気です。腰部や殿部《でんぶ》の痛みが主な症状で、体を反らせる、寝返りを打つ、立つ、座るといった体の動きによって痛みが起こります。また、間欠性跛行《はこう》（こま切れにしか歩けなくなる症状）が見られることもあります。全腰痛のうち約14％が上殿皮神経障害であるという報告もあり、意外に多い腰痛の原因です。しかし、注目されるようになってまだ歴史が浅く、一般にはあまり知られていません。

上殿皮神経障害では約半数の人が足のしびれ・痛みを伴いますが、症状が足裏にまで及ぶことは多くありません。しかし、上殿皮神経障害は、腰痛のほか足裏にも痛みやしびれが現れる腰部脊柱管狭窄症《せきちゆうかんきょうさく》（30ジペー参照）などの腰椎《ようつい》の病気と間違われやすいといえます。腰椎の病気が原因で足裏に痛みやしびれが出ていて、同時に上殿皮神経障害を発症している場合、見誤らないよう鑑別が必要です。

（金　景成）

Q94 ①上殿皮神経とはどこの神経ですか？

上殿皮《じょうでんぴ》神経は、腰椎《ようつい》と、腰椎に近い下のほうの胸椎《きょうつい》から出て、腰にある筋肉や胸腰筋膜《きょうようきんまく》（筋肉を結合する膜組織）を貫通し、骨盤上部の腸骨稜《ちょうこつりょう》（骨盤上縁の部分）を乗り越えて、お尻《しり》の表面近くに至る感覚神経です。

上殿皮神経障害は、神経周辺の筋肉などの組織に神経が締めつけられることで起こります。

上殿皮神経は太さ約2～3㍉で、平均4～6本あり、枝分かれしながら互いにつながっている場合もあります。

（金　景成）

上殿皮神経

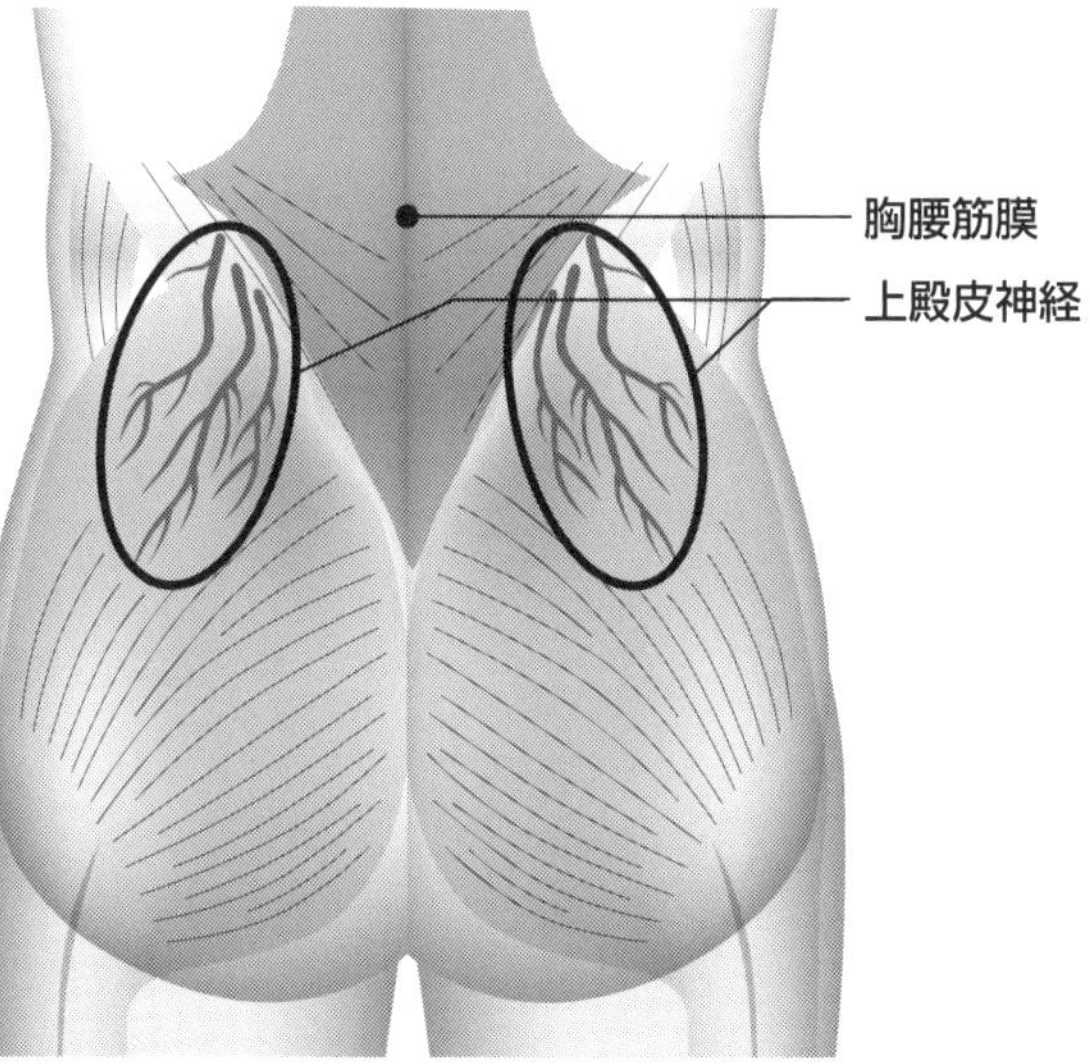

Q 95 ①上殿皮神経障害は、どう診断しますか？

上殿皮神経《じょうでんひ》は太さ約2～3ミリしかない細い神経なので、レントゲン（X線）、CT（コンピューター断層撮影）、MRI（磁気共鳴断層撮影）などの画像には映りません。

そこで、腰や足に痛みがあって上殿皮神経障害を疑う場合、まず、体の中心から6～7センチ外側の腸骨稜《ちょうこつりょう》（骨盤上部の縁の部分）に沿った部分を押して、押した部分や、そこから影響が及ぶ範囲の痛みが強まるかどうかを確認します。

押して痛みが強まるようであれば、診断のため、押して痛む部分に局所麻酔薬のブロック注射をします。ブロック注射によって痛みが75%以上軽減した場合は、上殿皮神経障害であると診断されます。

（金　景成）

上殿皮神経障害の診断

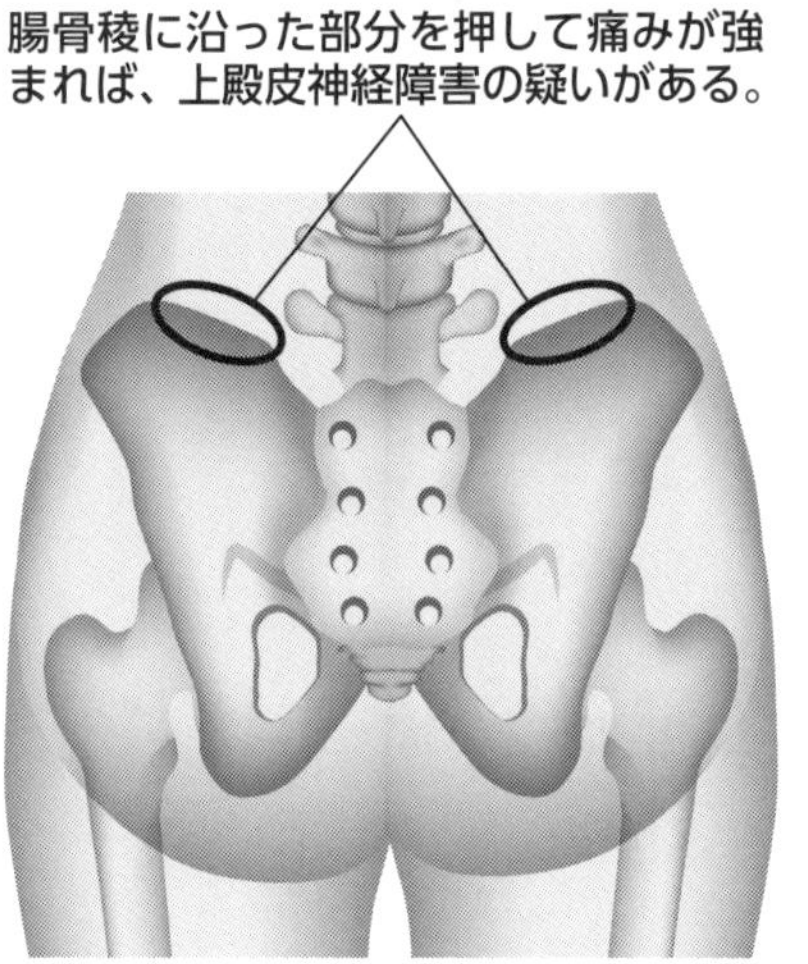
腸骨稜に沿った部分を押して痛みが強まれば、上殿皮神経障害の疑いがある。

Q96 ①上殿皮神経障害は、どう治療しますか？

まず、**鎮痛薬**の外用薬（貼《は》り薬・塗り薬）や内服薬を使用して痛みを和らげ、併せて局所麻酔薬の**ブロック注射**も行います。ブロック注射だけで28〜100％の人に症状の改善が見られたという報告があります。さらに、上殿皮神経《じょうでんひしんけい》へのブロック注射のみで難治性の腰痛が劇的に改善するケースも見られます。

1回のブロック注射でそのまま痛みがなくなる場合もありますが、薬の効果が切れると痛みがぶり返すこともあります。その場合は何度かブロック注射をくり返します。ブロック注射を数回行っているうちに、効果が持続する期間が延びてきて、痛みが軽減してくることも少なくありません。

ところが、中には、何度ブロック注射をしても効果が長続きしない場合もあります。そうしたケースでは、手術が検討されます。手術は「**神経剥離術**《はくり》」といって、神経を周囲の組織から切り離すことで神経の突っぱりや締めつけを解消し、痛みを軽減する方法です。局所麻酔下で患部を数${}^{セン}_{チ}$切開して行い、手術直後から日常生活に戻れますが、医療機関によっては数日の入院が必要な場合もあります。

（金　景成）

Q 97 ①上殿皮神経障害に効く体操はありませんか？

腰椎《ようつい》から出た上殿皮《じょうでんひ》神経が骨盤上部を乗り越えるまでには、腰部のいくつかの筋肉や腱膜《けんまく》（筋肉を結合する膜組織）を貫通します。筋肉や腱膜が緊張して硬くなっていると、上殿皮神経を締めつけ、上殿皮神経障害を引き起こして、痛みが生じます。

したがって、腰まわりの筋肉などを軟らかくほぐすといいのですが、腱膜や、体の深いところにある筋肉は、表面からマッサージをしてもなかなかほぐれません。

そこで、次㌻のようなゆっくりとしたストレッチで、腰からお尻《しり》にかけての筋肉や腱膜を伸ばすといいでしょう。お風呂上がりなどに行うと、血流もよくなり、上殿皮神経障害の予防・改善に役立ちます。

（金　景成）

腰まわりの筋肉と上殿皮神経

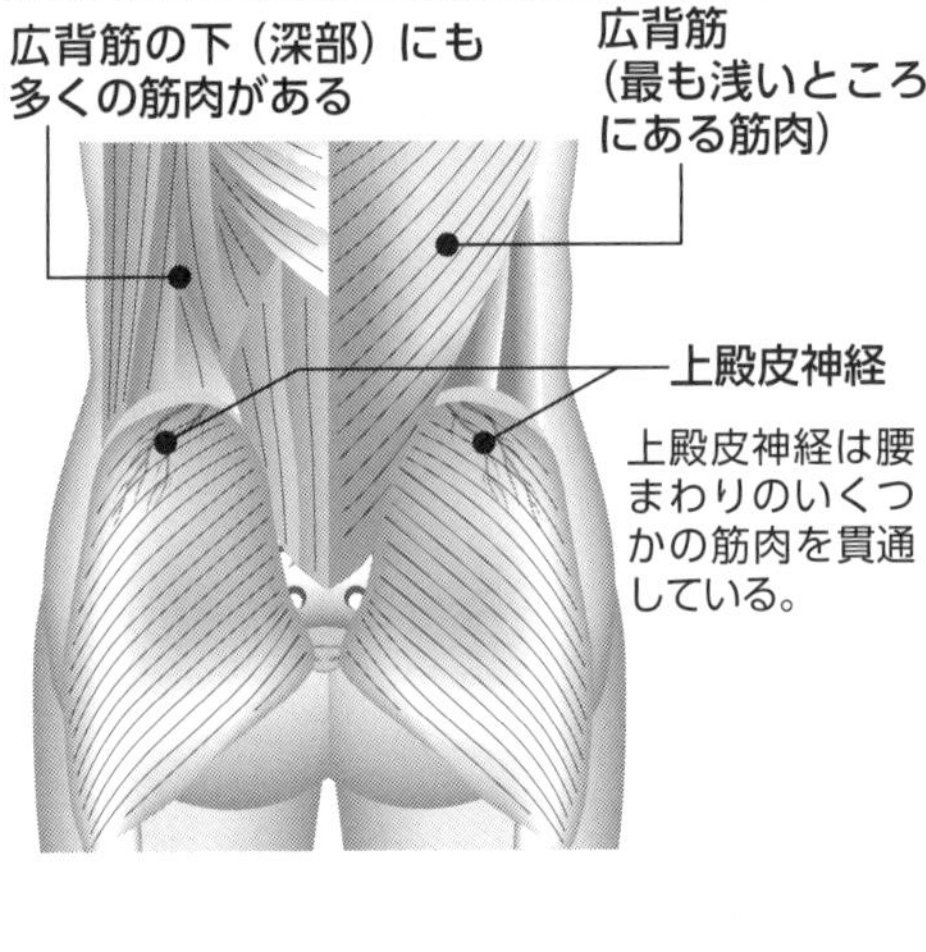
広背筋の下（深部）にも多くの筋肉がある
広背筋（最も浅いところにある筋肉）

上殿皮神経障害を改善する「腰まわりストレッチ」

座って行うストレッチ

❶イスに座り、両手で右足を図のように抱える。

❷背中が丸まらないよう注意しながら、ゆっくりと右ひざを右胸に引きつける。30秒キープ。

❸引きつけていた足をゆっくりとゆるめる。

左足も同様に行う。

❷〜❸を２回行って１セットとする。１日２セットを目安に行う。

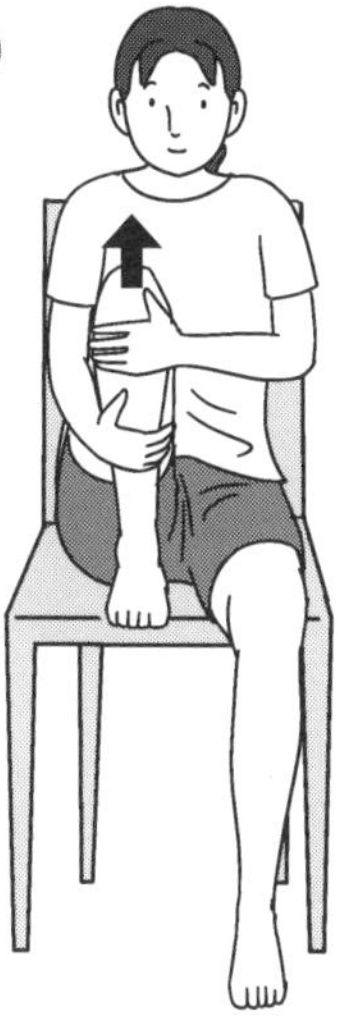

腰が伸びるのを感じるが、痛みは感じない程度に引きつける。

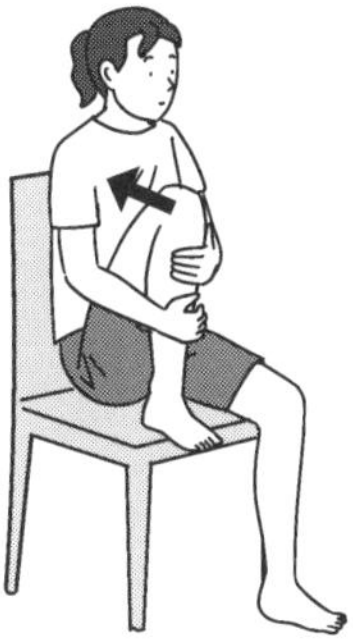

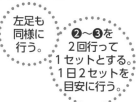

寝て行うストレッチ

❶あおむけに寝る。

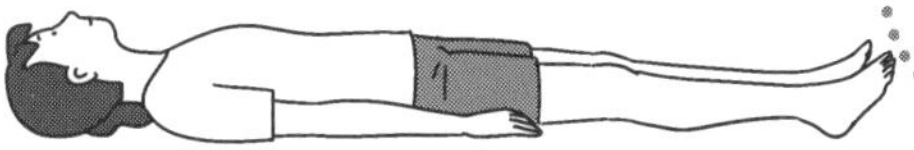

左足も同様に行う。

❷〜❸を２回行って１セットとする。１日２セットを目安に行う。

❷両手で右ひざを抱え、ゆっくりと右胸に引きつけるように曲げていく。30秒キープ。

❸引きつけていた足をゆっくりとゆるめ、❶の体勢に戻る。

腰が伸びるのを感じるが、痛みは感じない程度に引きつける。

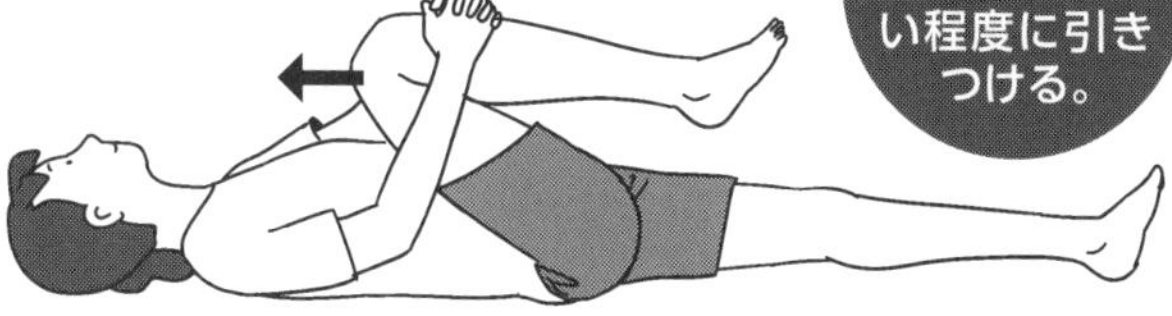

Q98 ②「中殿筋障害」との診断。どんな病気ですか?

お尻《しり》の深部にある中殿筋《ちゅうでんきん》という筋肉が痛む病気です。太ももの側面や後ろ側に痛みが出ることも少なくありません。

慢性腰痛のある人にしばしば見られることから、腰痛と中殿筋障害にはなんらかの関係があるのではないかと考えられています。

片足で立つと痛みが悪化することが多く、歩いたり立ったり、長時間座ったりする動作でも痛みが増すことがあります。間欠性跛行《はこう》(こま切れにしか歩けなくなる症状)が見られる場合もあります。

中殿筋障害の人のうち半数以上は下肢《かし》のしびれ・痛みを伴いますが、中殿筋障害から足裏に症状が及ぶことはあまりありません。

しかし、足裏に痛みやしびれが出ていて、同時に中殿筋障害がある場合は、腰痛のほかに足裏にも症状が及ぶ腰部脊柱管狭窄症《せきちゅうかんきょうさく》(30ページ参照)などの腰椎《ようつい》(背骨の腰の部分)の病気がないかを確かめる必要があります。

(金 景成)

Q 99 ②中殿筋はどこにありますか？マッサージでほぐせますか？

中殿筋《ちゅうでんきん》は、腸骨《ちょうこつ》（骨盤上部の骨）と大腿骨《だいたいこつ》の大転子《だいてんし》（大腿骨の上部、一番外側の出っぱった部分）とを結ぶ筋肉で、小殿筋の上を覆い、一部はお尻《しり》で最も大きな筋肉である大殿筋の下に隠れています。片足で立つときや、立って足を体の外側へ広げるときに使う筋肉で、骨盤を安定化する働きを担っています。

この筋肉をほぐすには、テニスボールマッサージ（テニスボールを当てて手のひらで転がすようにマッサージする）や、170〜171ページで紹介しているストレッチなどが有効です。ただし、かえって痛みが増すことのないよう、痛気持ちいい程度に留めましょう。

（金　景成）

中殿筋

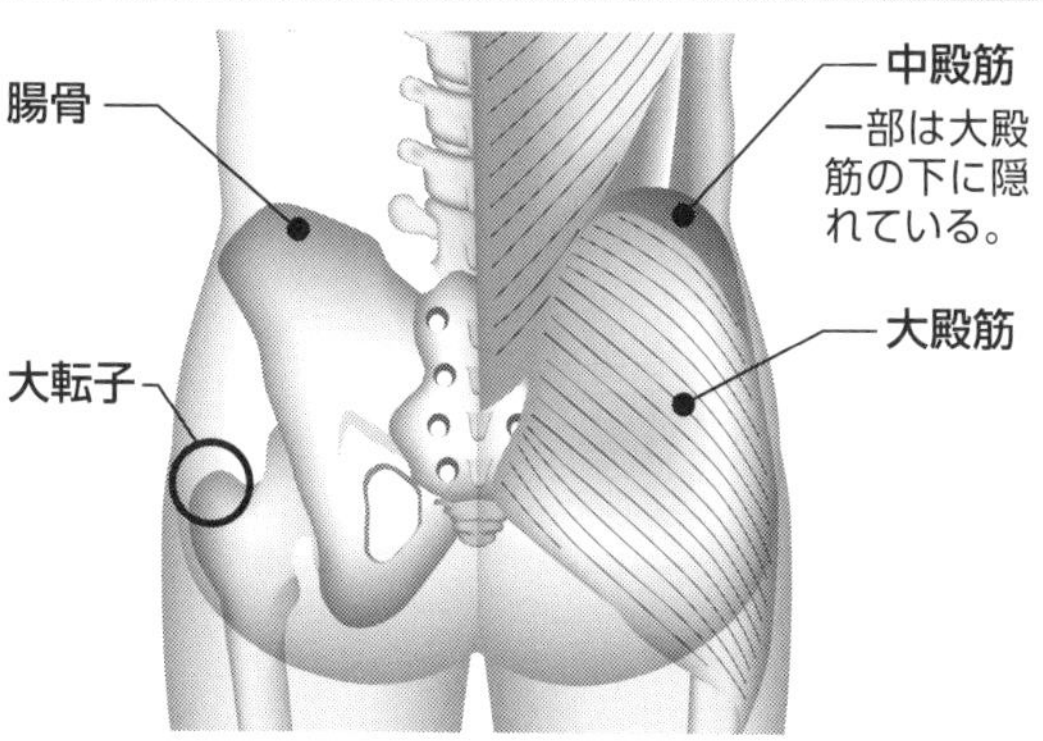

Q100 ②中殿筋障害は、どう診断しますか？

中殿筋障害《ちゅうでんきん》はレントゲン（Ｘ線）、ＣＴ（コンピューター断層撮影）、ＭＲＩ（磁気共鳴断層撮影）などの画像検査では診断できません。したがって、症状から診断します。

お尻《しり》、太ももの側面や後ろ側に痛みがあって中殿筋障害を疑う場合は、大殿筋との境界部分を押してみます。中殿筋障害では、体側面の腸骨稜《ちょうこつりょう》の出っぱりと大腿骨《だいたいこつ》の大転子《だいてんし》の出っぱりからほぼ同距離の、大殿筋との境界部分を押すと、強い痛みを感じます（図参照）。

押して痛みが強まるようであれば、診断のため、押して痛む部分に局所麻酔薬のブロック注射を行い、痛みが改善した場合は中殿筋が原因であると診断されます。ただし、ブロック注射によって中殿筋にマヒが起こる場合があり、その後数時間は歩けなくなることもあるので注意が必要です。

（金　景成）

中殿筋障害の診断

中殿筋と大殿筋の境界部分で、腸骨陵と大転子から同距離のところを押すと、痛みが強まる。

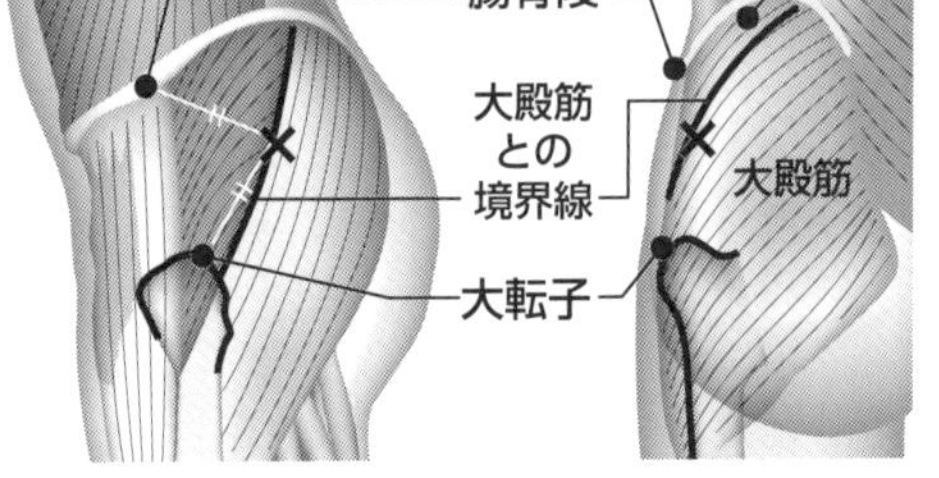

Q101 ②中殿筋障害は、どう治療しますか？

まず、鎮痛薬の外用薬（貼《は》り薬・塗り薬）や内服薬を使用して痛みを和らげ、併せてストレッチを行って、筋肉を軟らかくほぐします。

鎮痛薬やストレッチなどの保存療法で効果がない場合は、局所麻酔薬のブロック注射も行います。数回ブロック注射を行うと、効果が持続する期間が延びてきて、痛みが軽減する累積効果が見られることもあります。

また、中殿筋《ちゅうでんきん》障害にはお尻《しり》の上殿皮神経《じょうでんひしんけい》（161ページ参照）や中殿皮神経《ちゅうでんひしんけい》（上殿皮神経より下側、体の中心側にある神経）の障害が関係していることも考えられるため、それらの治療を行うことで、痛みが改善するケースもあります。

中には、何度ブロック注射をしても効果が長続きしない場合もあります。そうしたケースでは、手術が検討されます。手術は「中殿筋除圧術」といって、中殿筋を包む硬い腱膜《けんまく》（筋肉を結合する膜組織）を切除し、筋肉をゆるめることで痛みを除く方法です。局所麻酔下で患部を数センチ切開して行い、手術直後から日常生活に戻れますが、医療機関によっては数日の入院が必要な場合もあります。

（金　景成）

Q 102

②中殿筋障害に効く体操はありませんか？

ゆっくりとしたストレッチで、お尻《しり》の筋肉や腱膜《けんまく》（筋肉を結合する膜組織）を伸ばすといいでしょう。お風呂上がりなどに行うと、血流がよくなり、中殿筋《ちゅうでんきん》障害の予防・改善に役立ちます。

（金　景成）

座って行う「中殿筋ストレッチ」

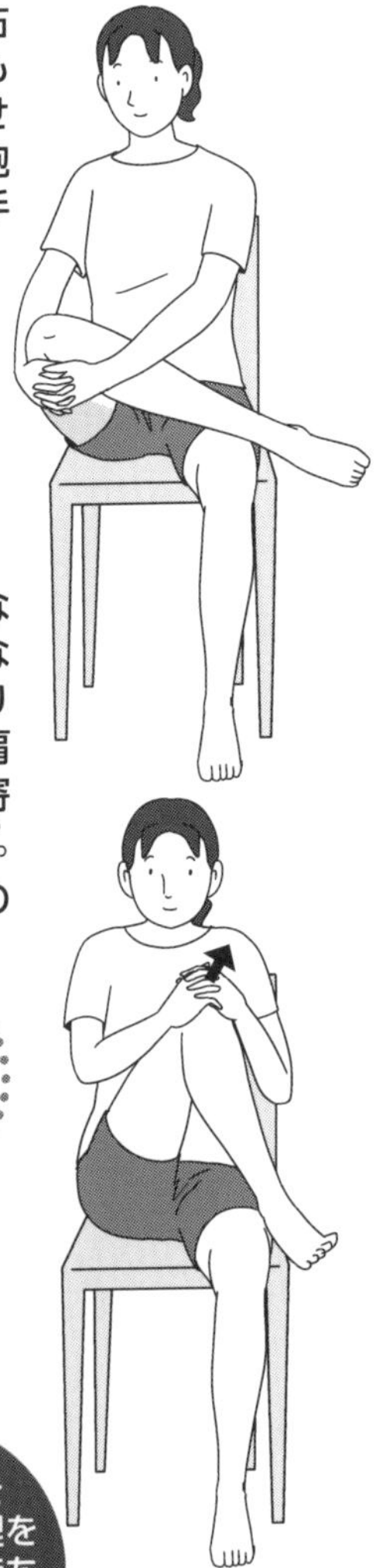

❶イスに座り、右足の足首を左ももの上に乗せる。右ひざを抱えるように両手を組む。

❷背中が丸まらないよう注意しながら、ゆっくりと右ひざを左肩のほうへ引き寄せ、20 秒キープ。

❸ゆっくりと❶の姿勢に戻る。

左足も同様に行う。

❷〜❸を3回行って1セットとする。1日2セットを目安に行う。

強い痛みを感じたら無理をせず、痛気持ちいい程度に留める。

立って行う「中殿筋ストレッチ」

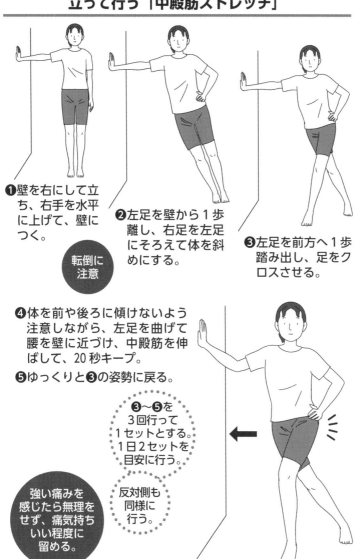

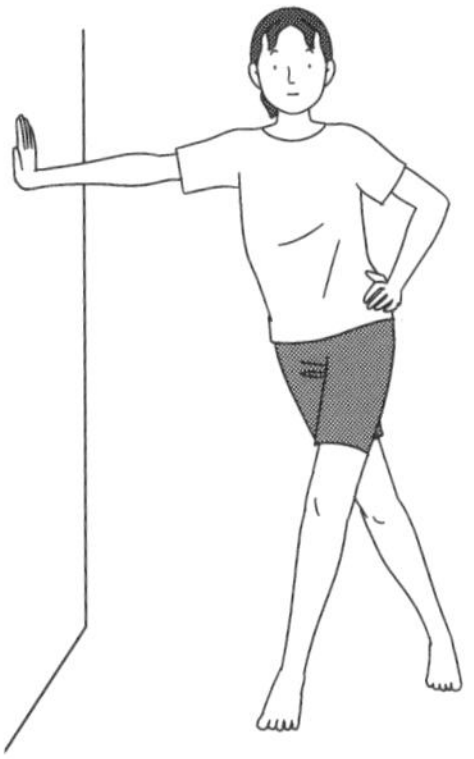

❶壁を右にして立ち、右手を水平に上げて、壁につく。

転倒に注意

❷左足を壁から１歩離し、右足を左足にそろえて体を斜めにする。

❸左足を前方へ１歩踏み出し、足をクロスさせる。

❹体を前や後ろに傾けないよう注意しながら、左足を曲げて腰を壁に近づけ、中殿筋を伸ばして、20秒キープ。

❺ゆっくりと❸の姿勢に戻る。

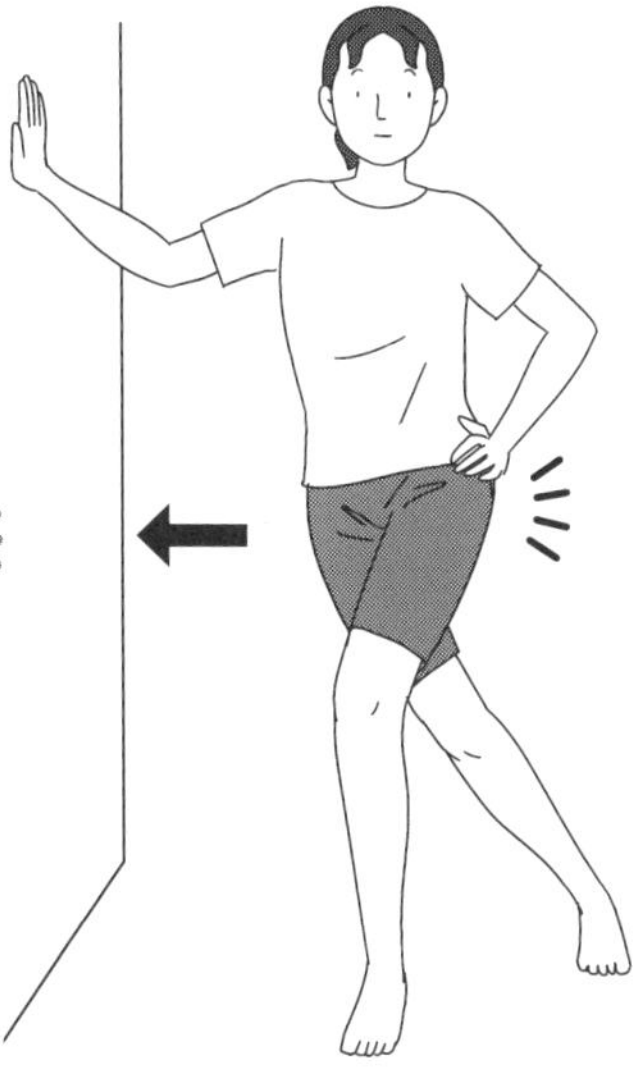

❸〜❺を3回行って1セットとする。1日2セットを目安に行う。

反対側も同様に行う。

強い痛みを感じたら無理をせず、痛気持ちいい程度に留める。

Q103 ③「梨状筋症候群」といわれました。どんな病気ですか？

お尻《しり》の深いところにある梨状筋《りじょうきん》という筋肉が緊張して硬くなり、痛みが生じる病気です。梨状筋が硬くなると、近くを通る坐骨神経《ざこつ》（腰椎《ようつい》や仙骨から梨状筋の下を通り足へ伸びる神経）が絞扼《こうやく》（締めつけ）されるため、腰からお尻にかけての痛みのほか、太ももやふくらはぎにも痛みやしびれが生じる坐骨神経痛を引き起こします（次ジペーの図参照）。全腰痛の5～6％を占めるといわれ、決して少なくない病気です。

梨状筋症候群が原因で足裏に痛み・しびれが起こることはあまりありませんが、症状は、一番下の腰椎と仙骨（お尻中央の平らな骨）の間で神経が刺激されて起こる腰椎症に似ています。また、腰部脊柱管狭窄症《せきちゅうかんきょうさく》（30ジペー参照）や腰椎椎間板ヘルニアなど、腰椎の病気と併発して起こることも少なくありません。お尻の痛みや下肢《かし》の痛み・しびれがあって、足裏の痛み・しびれも伴う場合、脊柱管狭窄症など腰椎の病気が原因なのか、あるいは、お尻は梨状筋症候群だが足裏の症状には別の原因があるのか、鑑別する必要があります。

（金　景成）

Q 104
③梨状筋はどこにありますか？マッサージでほぐせますか？

お尻《しり》には多くの筋肉がありますが、梨状筋《りじょうきん》は仙骨（お尻中央の平らな骨）と、大転子《だいてんし》（大腿《だいたい》骨《こつ》の上部、一番外側の出っぱった部分）とを結ぶ筋肉です。

梨状筋は、最も深いところにある深層外旋六《しんそうがいせんろっ》筋《きん》（梨状筋・上双子筋《じょうそうしきん》・下双子筋《かそうしきん》・外閉鎖筋《がいへいさきん》・内《ない》閉鎖筋《へいさきん》・大腿方形筋《だいたいほうけいきん》）の一つです。これらはいずれも股《こ》関節を外旋（足の親指を体の外側へ向けるときの動き）させる働きをします。

深いところにあるので、自分で直接マッサージをしてほぐすのは簡単ではなく、ストレッチなどの運動療法が有効です。（金　景成）

深層外旋六筋・坐骨神経

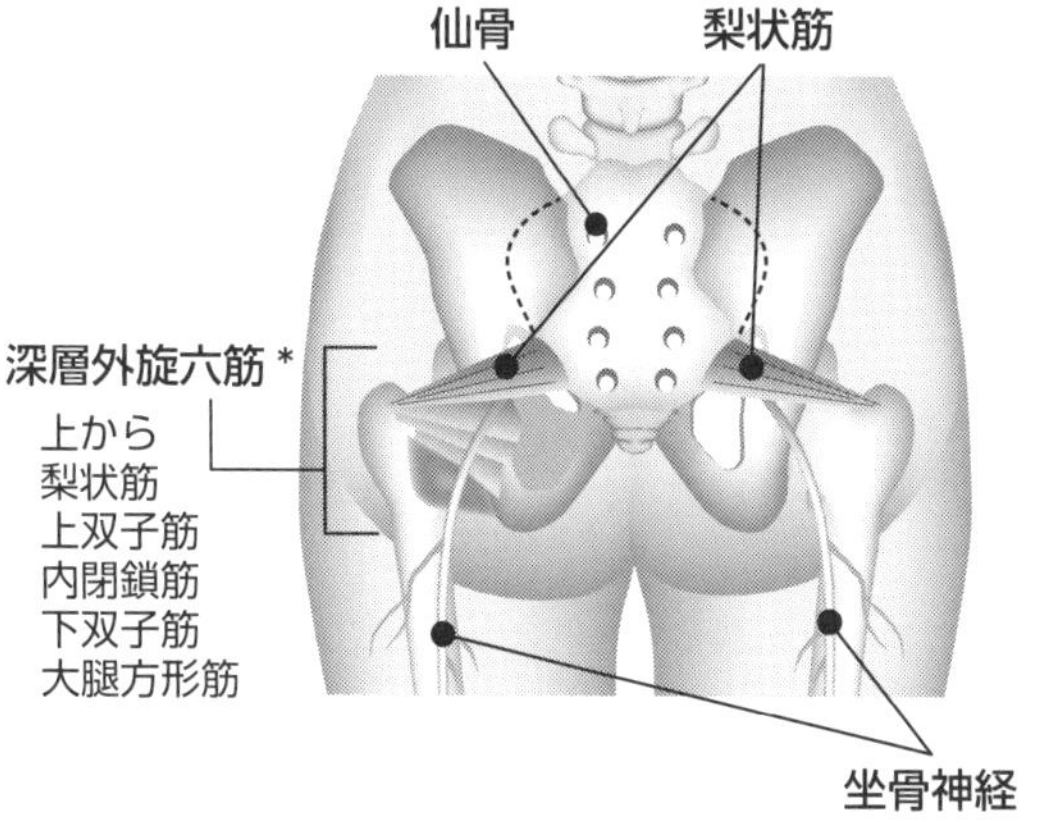

＊外閉鎖筋は骨の向こう側にあるため見えない。

Q 105 ③梨状筋症候群は、どう診断しますか？

梨状筋《りじょうきん》症候群はレントゲン（X線）、CT（コンピューター断層撮影）、MRI（磁気共鳴断層撮影）などの画像検査では診断できません。

腰やお尻《しり》に痛みがあって梨状筋症候群を疑う場合は、まず、お尻の中央部分を押してみます。ソーセージのようなコリコリとした感触の硬くなった梨状筋が確認でき、同時に坐骨《ざこつ》神経に沿って痛みが感じられる場合は、梨状筋症候群と診断されます。また、梨状筋に局所麻酔薬のブロック注射をして、症状が改善する場合も、梨状筋症候群と診断できます。（金　景成）

梨状筋症候群の診断

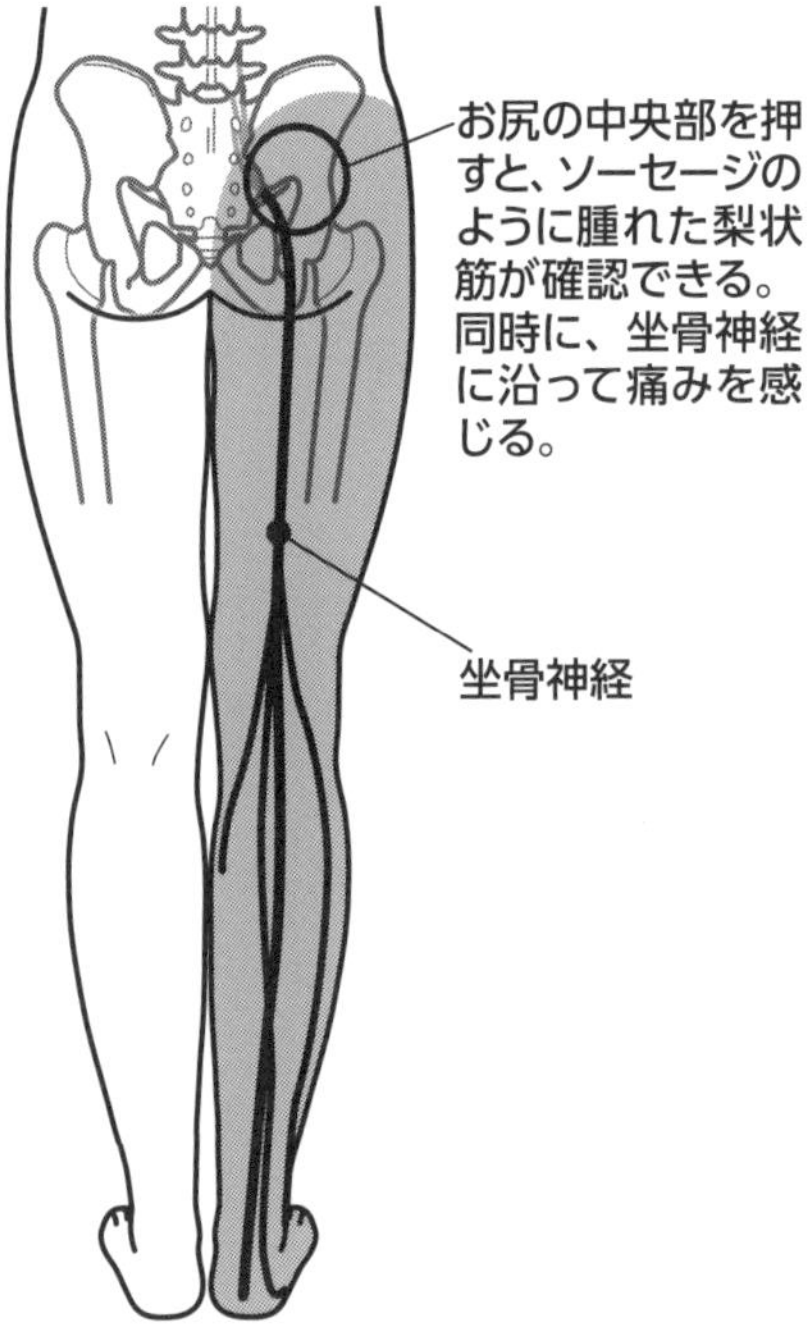
お尻の中央部を押すと、ソーセージのように腫れた梨状筋が確認できる。同時に、坐骨神経に沿って痛みを感じる。
坐骨神経

Q106 ③梨状筋症候群は、どう治療しますか？

鎮痛薬の外用薬（貼《は》り薬・塗り薬）や内服薬を使用して痛みを和らげ、併せてストレッチを行って、梨状筋《りじょうきん》を軟らかくほぐします。梨状筋症候群では、ストレッチなどの運動療法によって筋肉をほぐせば、多くの場合は症状の改善が見られます。ただし、根気よく2週間程度は続けることが肝心です。

ストレッチで改善が見られなかったり、痛みが強くてストレッチができなかったりするケースでは、局所麻酔薬のブロック注射も行います。ただし、梨状筋ブロック注射を行うと、麻酔薬が坐骨《ざこつ》神経に及び、一時的に足がマヒして、数時間程度は歩けなくなることがあります。注射直後ではなく、30分くらいしてからマヒが出ることもあるので、注意が必要です。

中には、何度ブロック注射をしても効果が長続きしない場合もあります。そうしたケースでは、手術が検討されます。手術は「梨状筋離断術」といって、梨状筋を坐骨神経から切り離して痛みを除く手術ですが、手術に至る例は多くありません。

（金　景成）

Q 107

③梨状筋症候群に効く体操はありませんか？

ゆっくりとしたストレッチで、硬く緊張した梨状筋《りじょうきん》や腱膜《けんまく》（筋肉を結合する膜組織）を伸ばしてほぐしましょう。お風呂上がりなどに行えば血流がよくなり、梨状筋症候群の予防・改善に役立ちます。（金　景成）

寝て行う「梨状筋ストレッチ」

❶あおむけに寝て、両ひざを立て、左足を上にして足を組む。

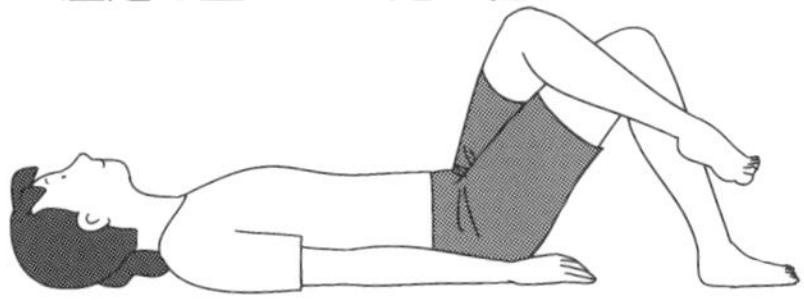

❷両手を組んで左ひざを抱え、ゆっくりと右胸のほうへ引き寄せて梨状筋を伸ばす。できるところまで引き寄せたら、20 秒キープ。

頭・背中が床から離れないようにする。

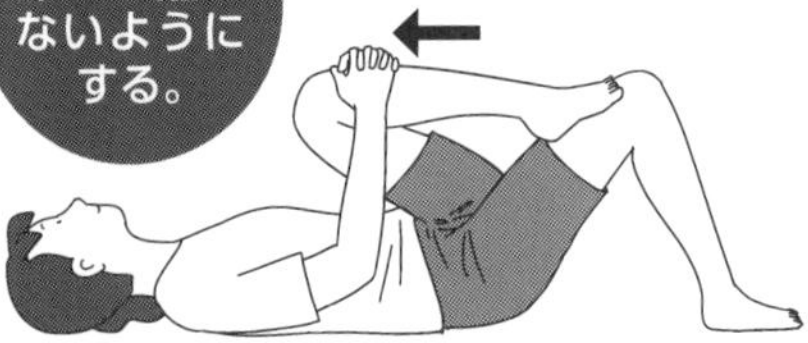

上から見たところ→

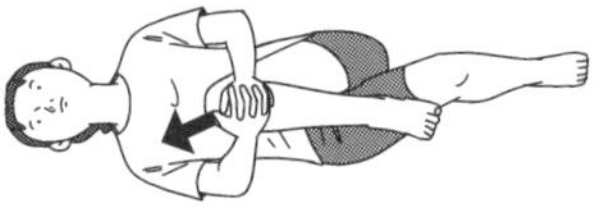

❸ゆっくりと足をもとへ戻す。

足を替えて反対側も同様に行う。

❷～❸を3回行って1セットとする。1日2セットを目安に行う。

強い痛みを感じたら無理をせず、痛気持ちいい程度に留める。

座って行う「梨状筋ストレッチ」

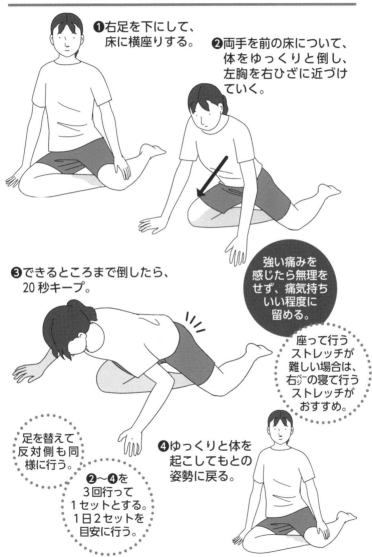

❶右足を下にして、
床に横座りする。

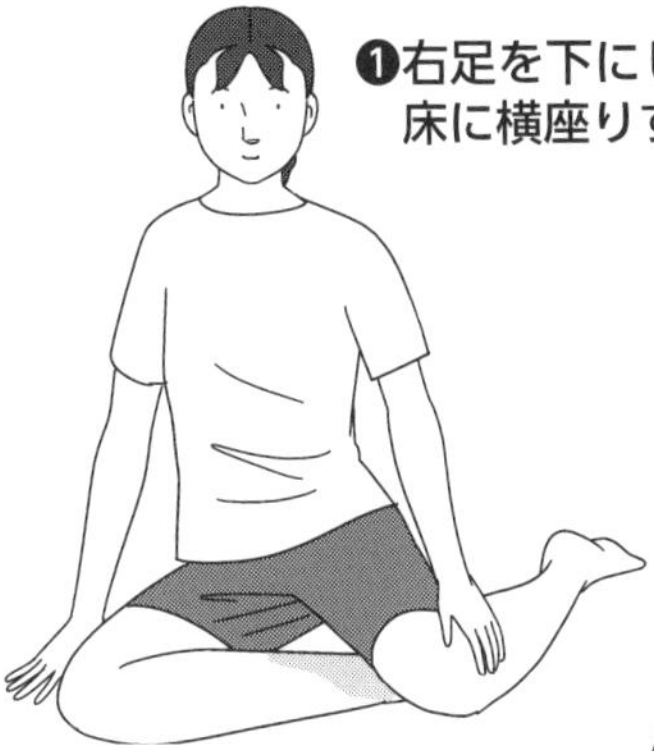

❷両手を前の床について、
体をゆっくりと倒し、
左胸を右ひざに近づけ
ていく。

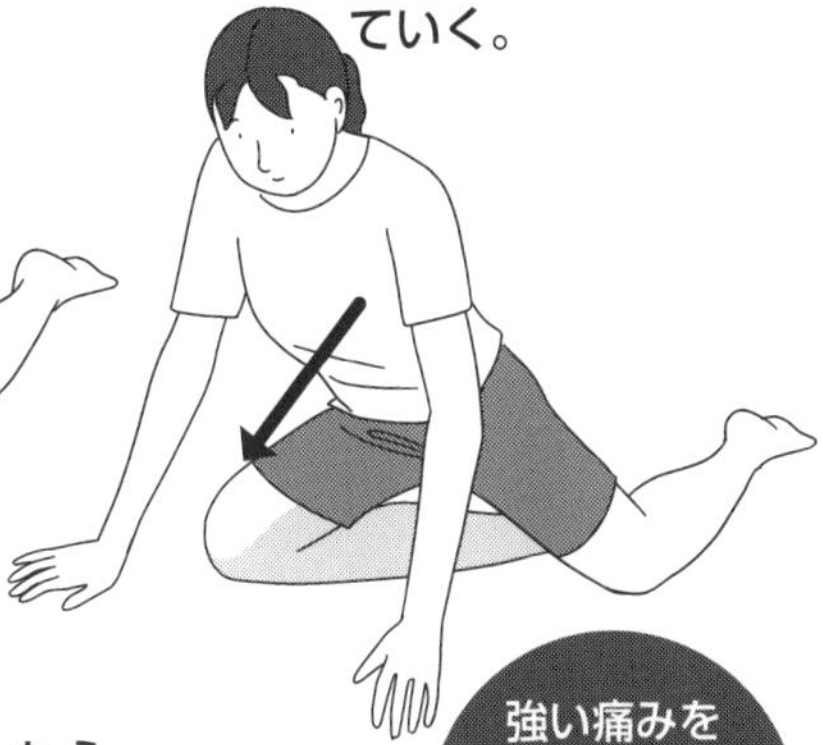

強い痛みを
感じたら無理を
せず、痛気持ち
いい程度に
留める。

❸できるところまで倒したら、
20 秒キープ。

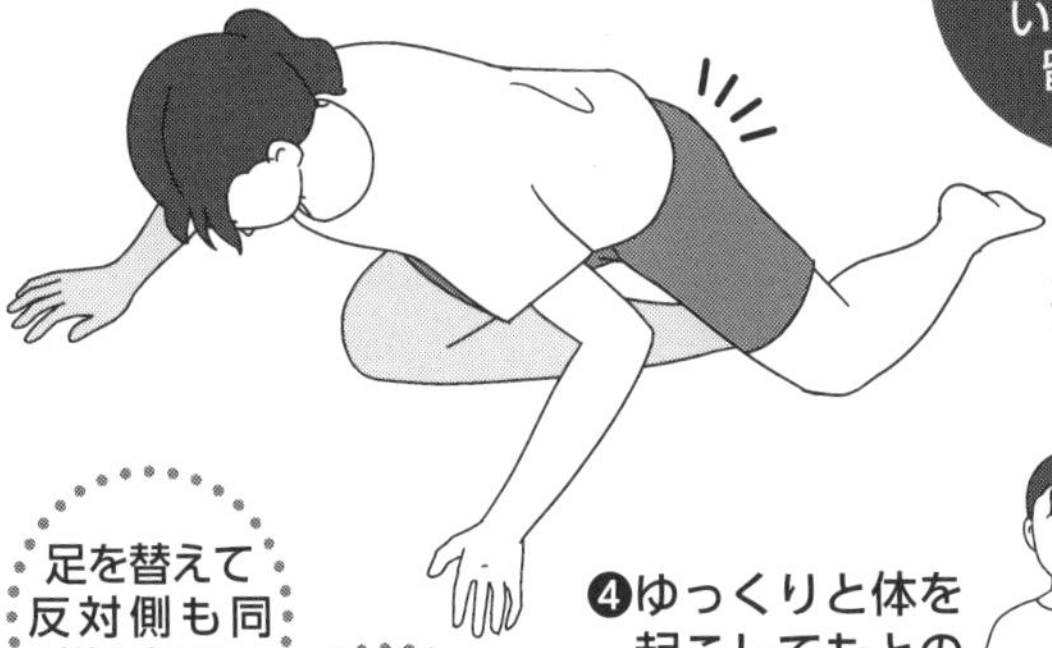

座って行う
ストレッチが
難しい場合は、
右ページの寝て行う
ストレッチが
おすすめ。

足を替えて
反対側も同
様に行う。

❹ゆっくりと体を
起こしてもとの
姿勢に戻る。

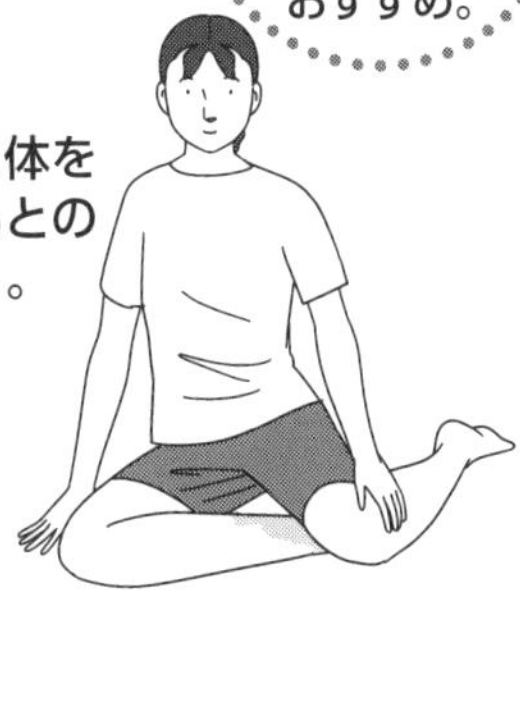

❷〜❹を
３回行って
１セットとする。
１日２セットを
目安に行う。

Q 108 ④「仙腸関節障害」の疑いです。どんな病気ですか？

骨盤にある仙腸《せんちょう》関節という関節の障害が原因で腰痛やお尻《しり》の痛み、足の痛みが現れます。仙腸関節は骨盤の背側中央付近にある関節（１８０ページの図参照）です。動く範囲が狭く、ふだんはほとんど関節として意識されませんが、骨盤の傾きで関節がねじれたり、中腰の動作で大きな負担がかかったり、くり返し負荷がかかったりすることが原因となって、痛みが生じるようになります。ギックリ腰のような急性の腰痛の一部は、仙腸関節の捻挫《ねんざ》が原因と考えられます。

妊娠中や出産後の腰痛には仙腸関節障害が多いといわれていますが、実際は、老若男女を問わず起こる「ありふれた腰痛」です（グラフ参照）。画像診断では発見しにくく、見逃されることが少なくなかったため、近年は

仙腸関節由来の腰痛の年齢分布

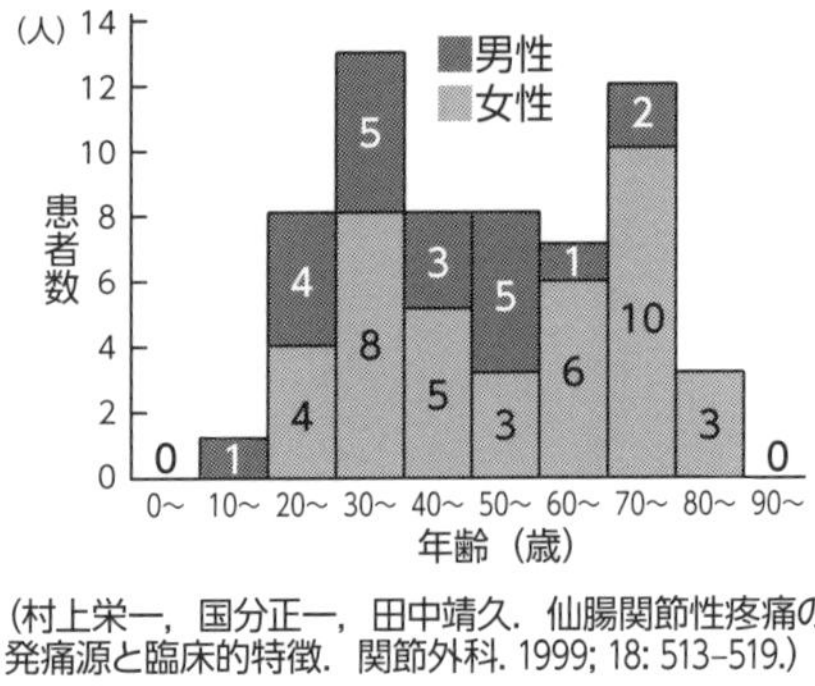

(村上栄一，国分正一，田中靖久．仙腸関節性疼痛の発痛源と臨床的特徴．関節外科. 1999; 18: 513–519.)

腰痛・殿部《でんぶ》痛《つう》（お尻の痛み）の隠れ原因として注目されています。

症状は、腰・お尻のしびれや痛みに加え、足に症状が出ることもあります。足の痛みは一般的には坐《ざ》骨《こつ》神経の障害といわれますが、仙腸関節の動きが悪くなって周囲の靭帯《じんたい》（骨と骨をつなぐ丈夫な線維組織）が刺激されることからも痛みを生じます。また、半数の人にはそけい部（体の前面の足のつけ根の部分）の痛みも見られます。背もたれのないイスに座ったり、あおむけに寝たり、痛いほうを下にして横になったりすると痛む、あるいは、歩きはじめに痛むのが特徴的です。

仙腸関節障害の症状の範囲

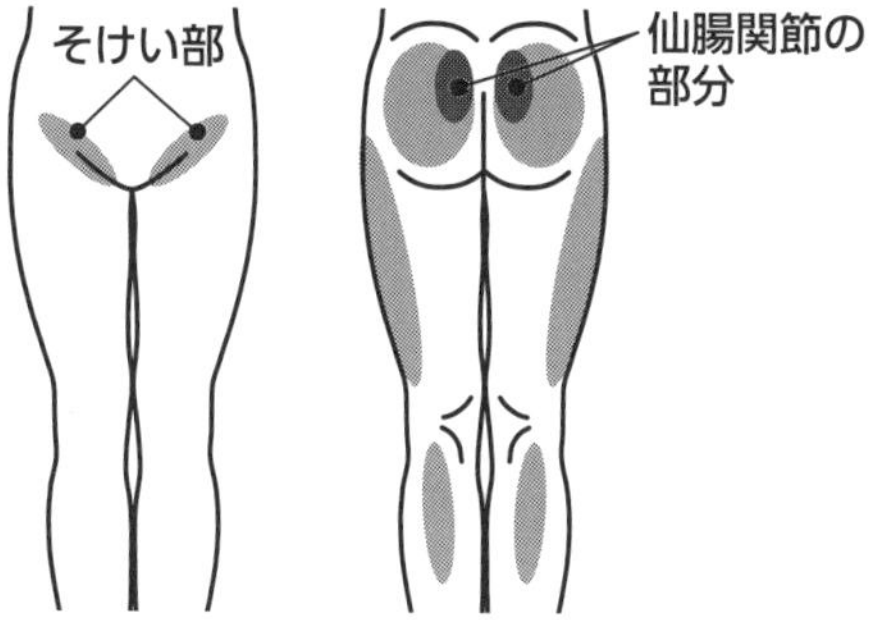

仙腸関節部分に強い痛みを感じるが、お尻全体や、足、そけい部にも痛みやしびれが及ぶことがある。

仙腸関節障害では、足裏に症状が出ることはそれほど多くありません。しかし、腰やお尻、下肢《かし》の痛み・しびれの症状は、腰痛のほかに足裏にも症状が及ぶ腰部脊柱管狭窄症《せきちゅうかんきょうさく》（30ページ参照）などの腰椎《ようつい》の病気や上殿皮《じょうでんぴ》神経障害（160ページ参照）などと似ています。別の原因から足裏に痛みやしびれが出ていて、同時に仙腸関節障害がある場合、ほかの病気と見誤らないよう鑑別が必要です。

（村上栄一）

Q 109 ④仙腸関節とはどこの関節ですか？どんな役割がありますか？

仙腸関節《せんちょう》は、脊椎《せきつい》（背骨）のすぐ下にある仙骨（お尻《しり》中央の平らな骨）と、骨盤の左右に広がる腸《ちょう》骨《こつ》をつなぐ関節で、硬い靱帯《じんたい》（骨と骨をつなぐ丈夫な線維組織）で補強されています。

関節といっても、動く範囲は3～5ミリしかないため、ふだんあまり関節として意識することはないでしょう。

しかし、日常生活のさまざまな動きに対応できるよう、ビルの免震構造のように根もとで脊椎のバランスを取り、重い頭を支える働きを担っていると考えられ、二足歩行をする人間にとって極めて重要な関節です。

（村上栄二）

仙腸関節

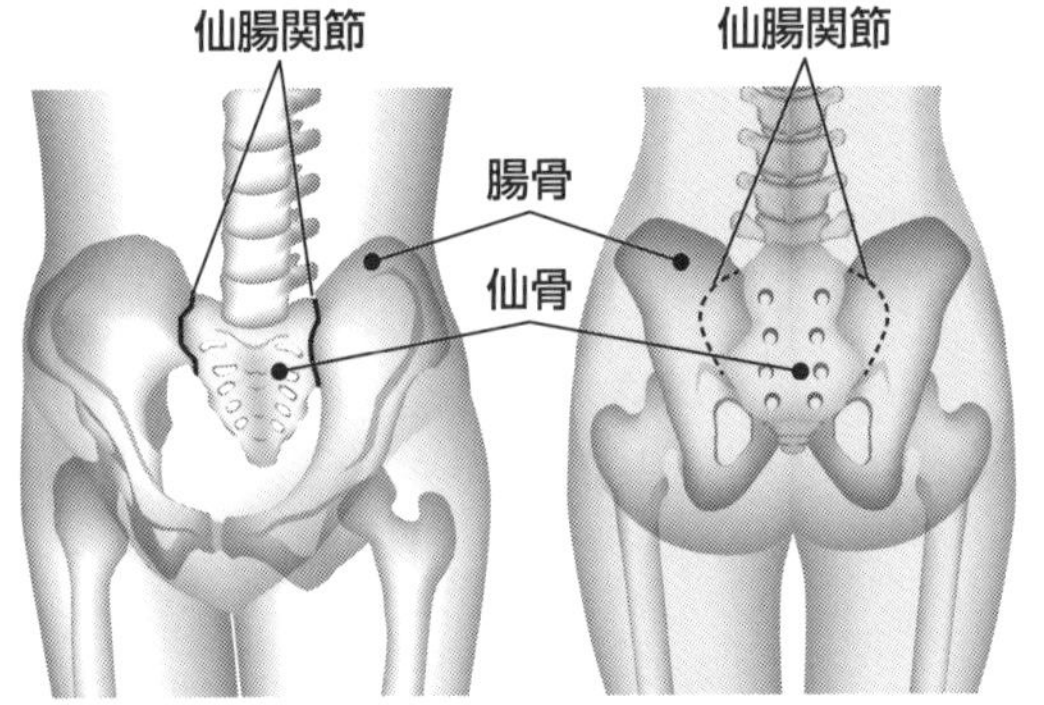

斜め左前方から見たところ　背面から見たところ

Q 110 仙腸関節障害は、どう診断しますか？

仙腸《せんちょう》関節は動く範囲が小さいため、レントゲン（X線）、CT（コンピューター断層撮影）、MRI（磁気共鳴断層撮影）などの画像検査では、異常が診断できません。

そこで、仙腸関節障害を疑う場合は、まず、「ワンフィンガーテスト」を行います。どこが最も痛いかを自分の人さし指で指してもらい、指先が上後腸骨棘《じょうごちょうこつきょく》（腰の仙骨上部横にある出っぱり。図の○印の部分）を指していたら、仙腸関節障害の可能性が高いといえます。

ワンフィンガーテスト

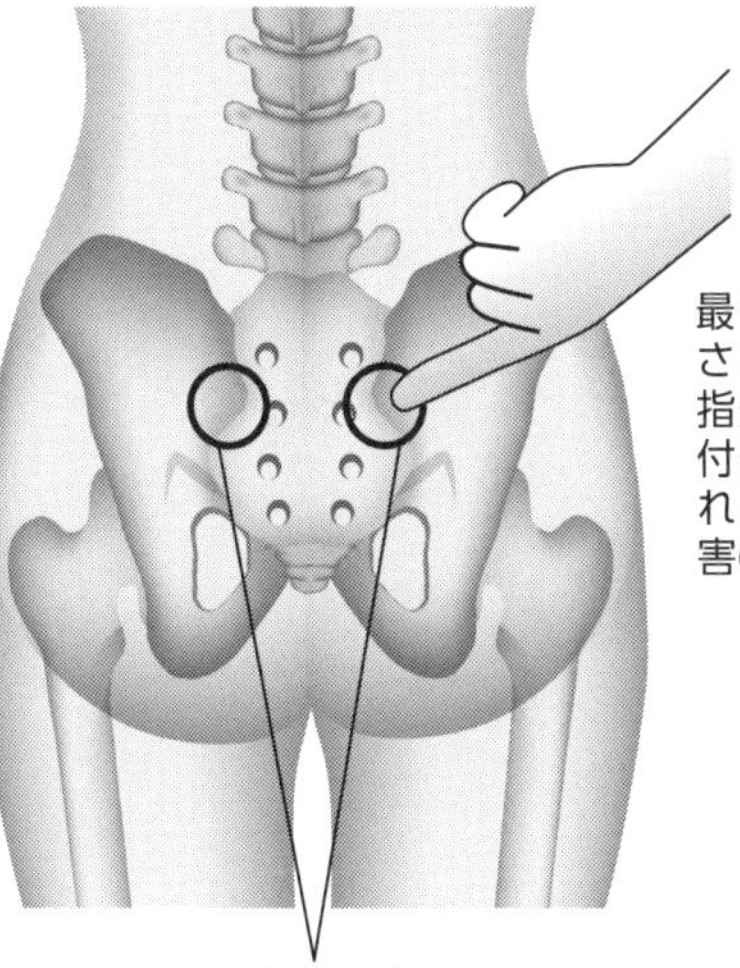
最も痛い部分を人さし指で指す。指先が上後腸骨棘付近を指さしていれば、仙腸関節障害の疑い。
上後腸骨棘

仙腸関節スコア

ワンフィンガーテストで上後腸骨棘の周囲2センチ以内を指す	3点
そけい部に痛みがある	2点
背もたれのないイスに座ると痛む	1点
うつぶせの状態で仙腸関節部に圧迫を加えると痛む	1点
上後腸骨棘を押すと痛む	1点
仙結節靱帯（仙骨下部と骨盤の下部をつなぐ靱帯）を押すと痛む	1点

↓

合計4点以上で仙腸関節障害による痛みを疑う

腰椎《ようつい》などほかの部位に原因がある場合、別の部位を指さしたり、「このあたり」といったあいまいな表現になるので、ワンフィンガーテストは仙腸関節障害の診断に有効です。

さらに、そけい部（体の前面の足のつけ根の部分）の痛みの有無、背もたれのないイスに座ったときの痛みの有無、ポイントとなる部分を押して痛みを感じるかどうかなどを調べます。

このときの所見を「仙腸関節スコア」として点数化し、合計が4点以上あれば仙腸関節障害を疑います。

そのうえで、診断を確定するため、仙腸関節に局所麻酔薬のブロック注射をします。ブロック注射で痛みが70％以上軽減した場合は、仙腸関節障害と診断されます。

（村上栄一）

Q111 ④仙腸関節障害は、どう治療しますか？

まず、保存療法として鎮痛薬を服用し、併せて骨盤ゴムベルトを使用して安静を保ち、痛みやしびれの軽減を図ります。骨盤ゴムベルトは、仙腸《せんちょう》関節のズレやねじれなどを抑える効果があり、症状軽快後の再発予防にも使えます。

これらの方法で改善しない場合は、ブロック注射を行います。痛みは主に関節の背側の靱帯《じんたい》（骨と骨をつなぐ丈夫な線維組織）から発生するため、一般的には後方の靱帯にブロック注射を行います。数回行うと、症状が改善する人が多いようです。

手を使って仙腸関節を動かしながら治療する＊AK《エーケー》A《エー》（関節運動学的アプローチ）博田《はかた》法も有効です。保険診療で行っている医療機関もあるので、問い合わせてみるといいでしょう。

非常にまれですが、これらの治療でも痛みが軽減せず、日常生活に支障をきたす場合には、「仙腸関節固定術」という手術が行われます。

（村上栄一）

骨盤ゴムベルト

前締め、後締めなどを試してみて、痛みが軽減する巻き方を選ぶ。腸骨のやや下あたりに上辺がくるように巻く。

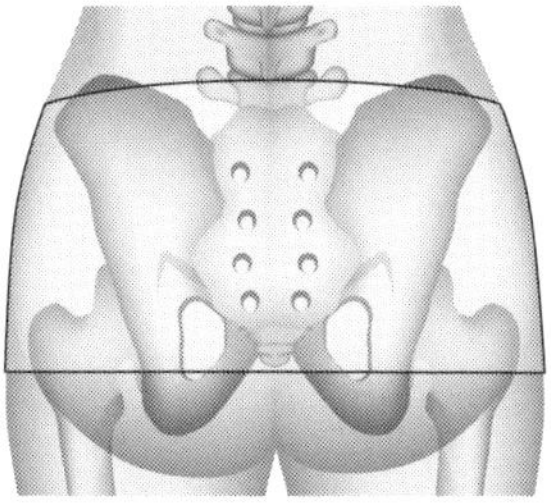

＊AKA博田法：医師の博田節夫氏により開発された、関節運動学に基づく治療法。

Q 112 仙腸関節障害に有効な体操はありませんか？

痛みやしびれなどの症状が強く出ている間は安静を保つようにしてください。無理に体操やストレッチを行うと、仙腸関節のズレやねじれが助長され、症状が悪化することがあります。

　症状が軽快してから、再発予防のために、骨盤まわりをほぐす体操を行うのがおすすめです。

（村上栄二）

仙腸関節ほぐし体操（症状軽快後に行う）

❶足を肩幅くらいに開き、爪先をできるだけ外側へ向ける。

❷しっかりした手すりやテーブルなどにつかまって、そのままゆっくりと腰を落とす。

❶～❷を5回くり返す。

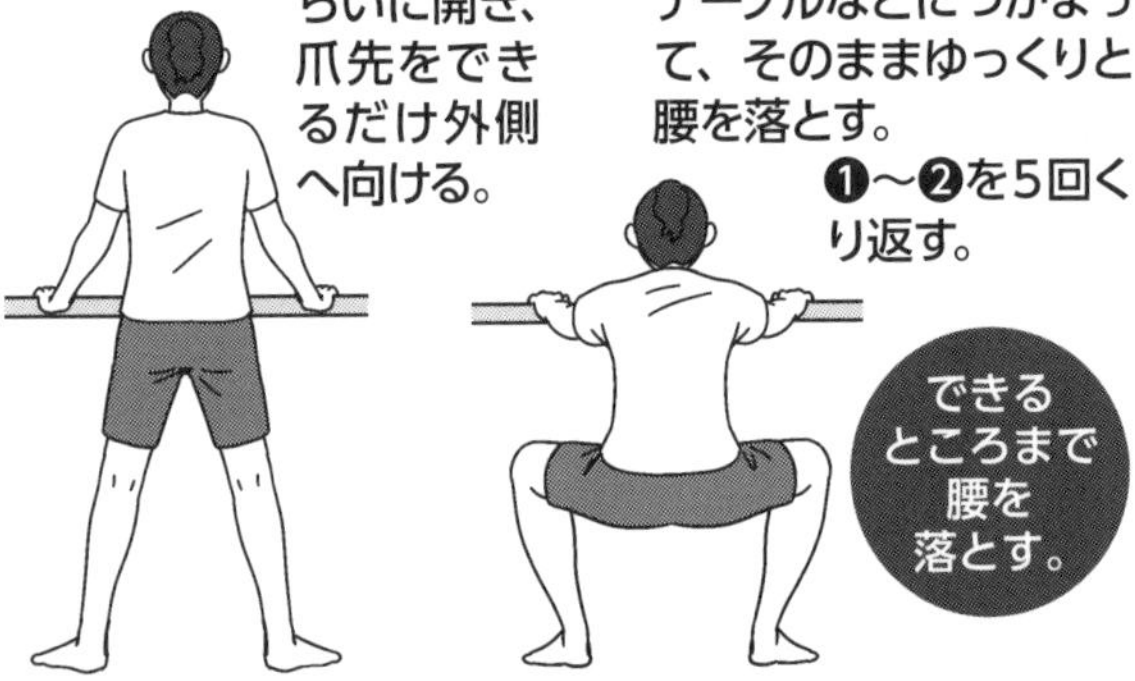
できるところまで腰を落とす。

❸❷の体勢から両手を両ひざの上へ置き、左肩を前内側へ入れて腰をねじる。

❹同様に右肩を前内側へ入れて腰をねじる。左右交互に5回くり返す。

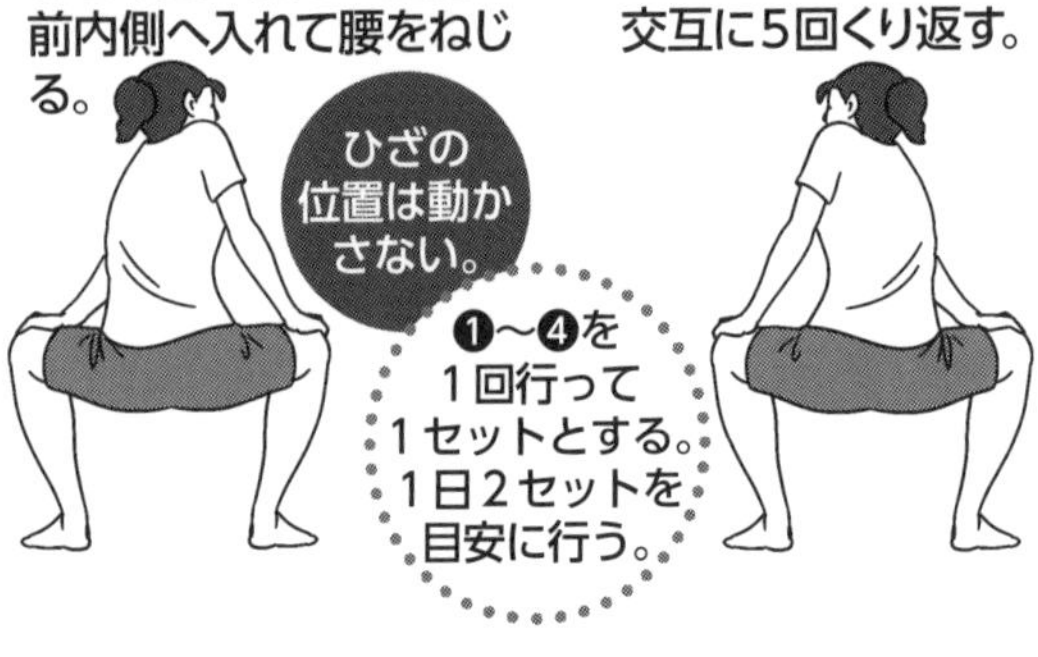
ひざの位置は動かさない。
❶～❹を1回行って1セットとする。1日2セットを目安に行う。

第10章

太もも外側の神経障害（外側大腿皮神経障害）からくる足裏の痛み・しびれについての疑問7

Q113 「外側大腿皮神経障害」といわれました。どのような病気ですか？

外側大腿皮神経《がいそくだいたいひしんけい》という神経が、そけい部（体の前面の足のつけ根の部分）で絞扼《こうやく》（締めつけ）されて、神経の支配領域である太ももの外側や前面に痛みやしびれが起こる病気です。人口1万人当たり4～10人の割合で、平均年齢は67歳、男性より女性に多く見られるという報告があります。左右差はあまりなく、全体の13％で両側の太ももに症状が現れると報告されています。

立ったり歩いたりすると痛みが出やすく、しゃがむと症状が軽減することも多いため、間欠性跛行《はこう》（こま切れにしか歩けなくなる症状）と間違われることがあります。加えて、腰痛を併発することも多いので、腰部脊柱管狭窄症《せきちゅうかんきょうさくしょう》（30ジペー参照）などの腰椎《ようつい》（背骨の腰の部分）の病気と間違われやすい病気です。

腰椎の病気が原因で足裏に痛みやしびれが出ていて、同時に外側大腿皮神経障害を発症している可能性もあるので、見誤らないように鑑別する必要があります。

（岩本直高）

Q 114 外側大腿皮神経とはどこの神経ですか？

外側大腿皮神経《がいそくだいたいひ》は、太もも外側の皮膚の知覚をつかさどる神経です。

腰椎《ようつい》から出て、腸骨《ちょうこつ》と恥骨を結ぶ鼠径《そけい》靱帯《じんたい》という靱帯（骨と骨をつなぐ丈夫な線維組織）と縫工筋《ほうこうきん》（腸骨上部からひざの内側まで伸びる筋肉）の間を通り、太ももの皮膚に至ります。

そけい部（体の前面の足のつけ根の部分）の中でも、図に○で示したところでは、神経が多くの筋肉や靱帯の間の狭いすきまを通っているために、絞扼《こうやく》（締めつけ）による障害が起こりやすいといえます。

（岩本直高）

外側大腿皮神経

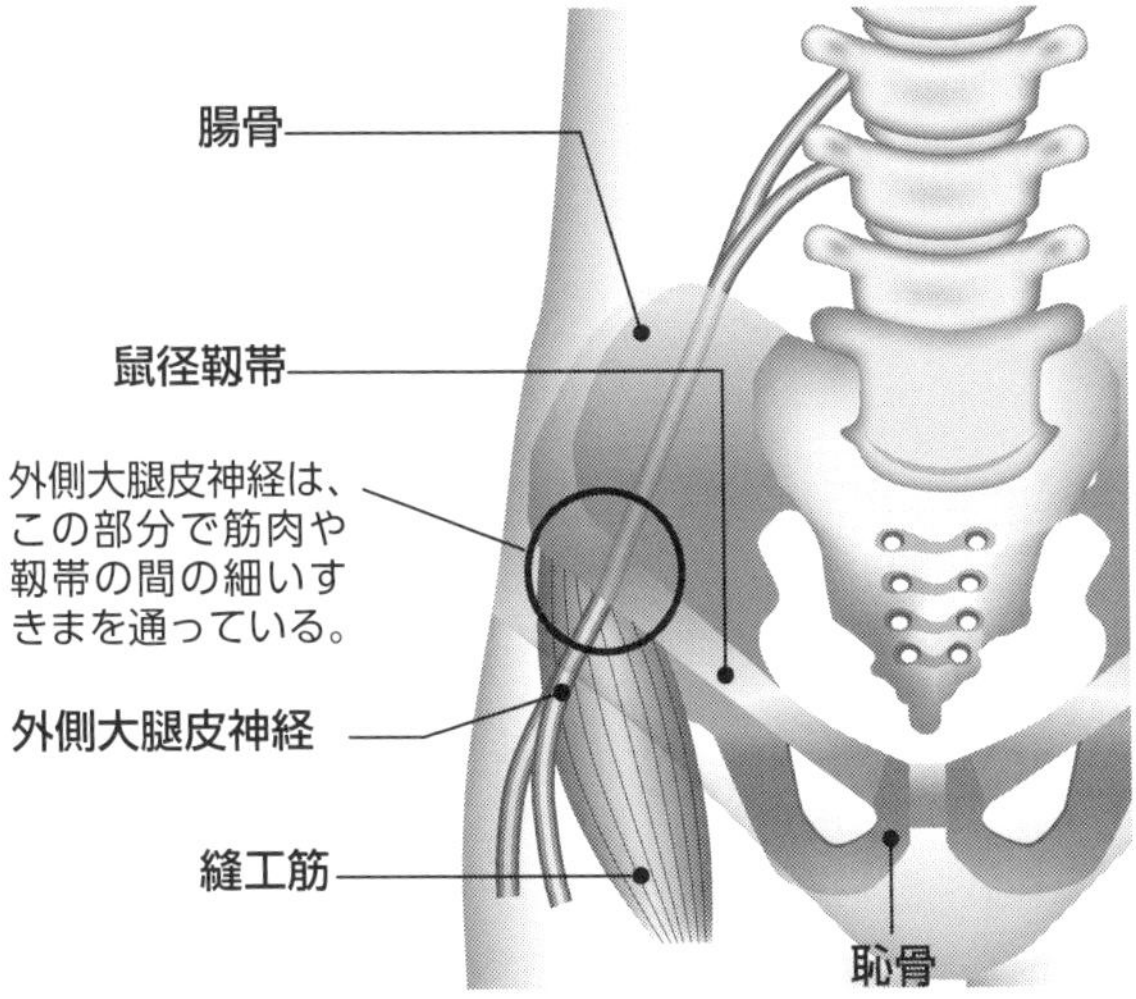

（寺尾享・金景成編『手足のしびれ・痛み診療』から引用改変）

Q 115

外側大腿皮神経障害はどのようにして足の痛みやしびれを発生させるのですか？

外側大腿皮神経《がいそくだいたいひ》は、そけい部（体の前面の足のつけ根の部分）で多くの筋肉や靱帯《じんたい》（骨と骨をつなぐ丈夫な線維組織）の間の細いすきまを通っています（187ジペーの図参照）。

その部分が外からなんらかの圧力を受けることで、周辺の筋肉や靱帯などの組織に神経が絞扼《こうやく》（締めつけ）されると、痛み・しびれといった症状が現れるようになります。

しかし、外側大腿皮神経障害のうち77％は、原因不明で起こる特発性とも報告されています。ただ、腰痛を合併している人が多いことから、体幹（体の胴体部分）や骨盤のまわりの筋肉が、腰痛がもとで緊張して硬くなることも関係しているのではないかと考えられています。

（岩本直高）

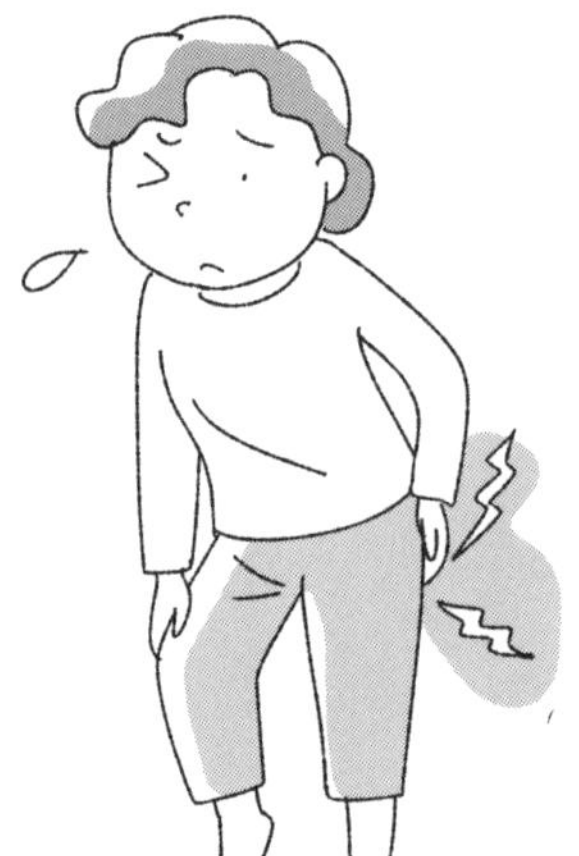

Q116 外側大腿皮神経障害では、どのような症状が現れますか？

太ももの外側や前面がしびれて痛む症状に加え、灼熱《しゃくねつ》感（焼けるような感覚）、刺すような痛みが起こることもあります。

外側大腿皮《がいそくだいたいひ》神経は皮膚の知覚を担う神経なので、足がマヒするなどの運動障害は起こりませんが、痛みで足に力を入れにくいと感じる人もいます。

これらの症状は、立ったり歩いたりすると痛みが強まる傾向があります。腰部脊柱管狭窄《せきちゅうかんきょうさく》症（30ページ参照）の、間欠性跛《は》行《こう》（こま切れにしか歩けなくなる症状）と間違われることがあります。（岩本直高）

外側大腿皮神経の症状が現れる範囲

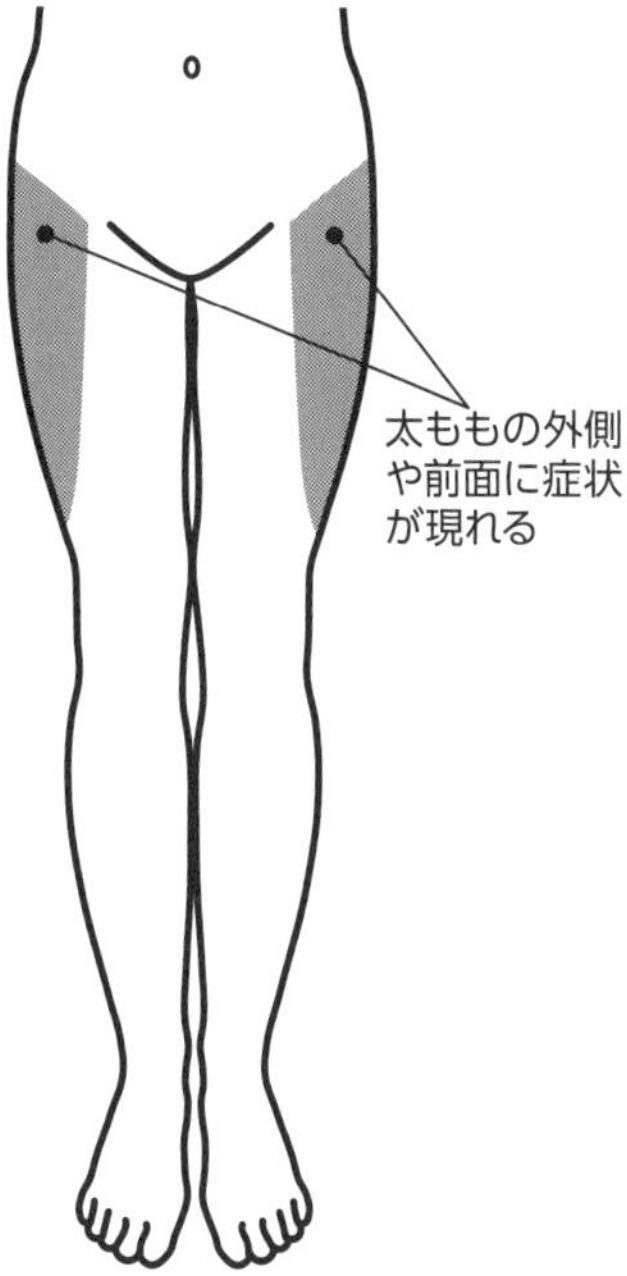

Q 117 外側大腿皮神経障害は、きつい下着やコルセットが原因で起こるとは本当ですか？

そけい部（体の前面の足のつけ根の部分）を締めつけるきつい下着や衣服、コルセットやベルトの締めすぎは、外側大腿皮《がいそくだいたいひ》神経障害を引き起こす原因の一つです。肥満や妊娠によって、下着やズボンがきつくなってそけい部が締めつけられたり、おなかの重みがかかったりすることも原因となります。

このほか、うつぶせで手術を行ったときの圧迫、下腹部の手術のさいや骨移植のために腸骨《ちょうこつ》から採骨手術をしたときの損傷が原因となって、外側大腿皮神経障害が起こる場合もあります。

（岩本直高）

きつい下着やコルセットも原因に

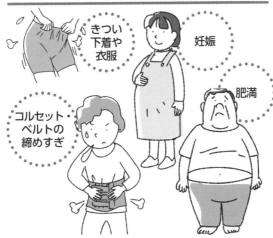

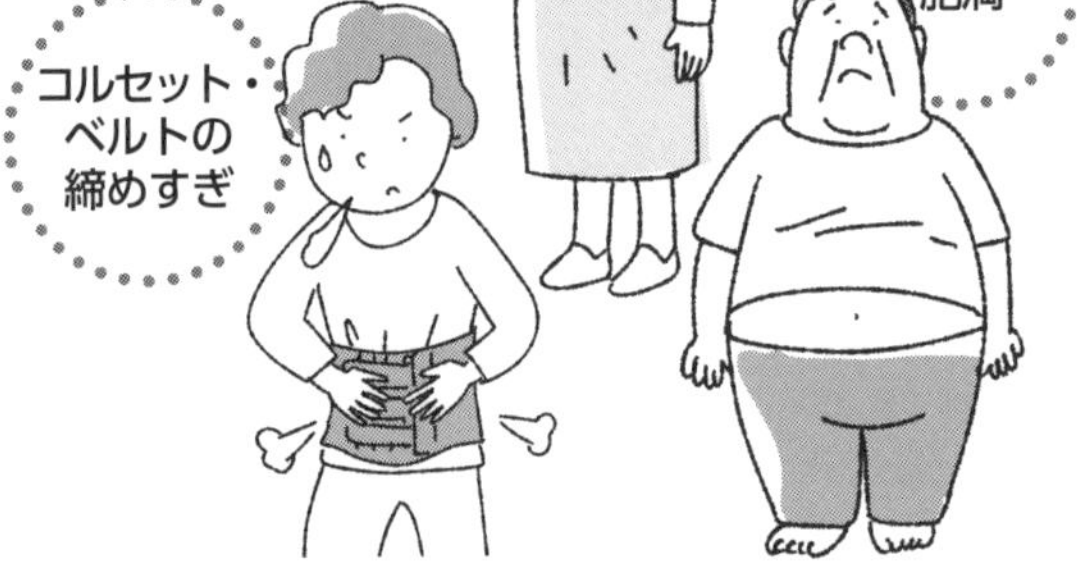
きつい下着や衣服
妊娠
肥満
コルセット・ベルトの締めすぎ

Q 118
外側大腿皮神経障害は、腰椎の病気とどう見分けますか？

まず、痛みやしびれの範囲をよく観察することが大切です。外側大腿皮《がいそくだいたいひ》神経障害であれば、症状の範囲が太ももの外側や前面であることが判断材料となります（189ページの図参照）。

次に、図に示した部分を押*したりたたいたりするテスト（チネルテスト）を行い、外側大腿皮神経に沿った部分に痛みが広がるかどうかを見ます。

チネルテストだけではっきりしない場合は、局所麻酔薬のブロック注射をします。ブロック注射によって痛みが消失すれば、外側大腿皮神経障害と診断できます。ブロック注射で痛みが消えない場合は、骨盤内に別の病気があって症状が出ている可能性もあるので、くわしい検査を行います。

（岩本直高）

チネルテスト

この部分を押したりたたいたりして、外側大腿皮神経の支配する範囲に痛みが広がるかどうかを見る。

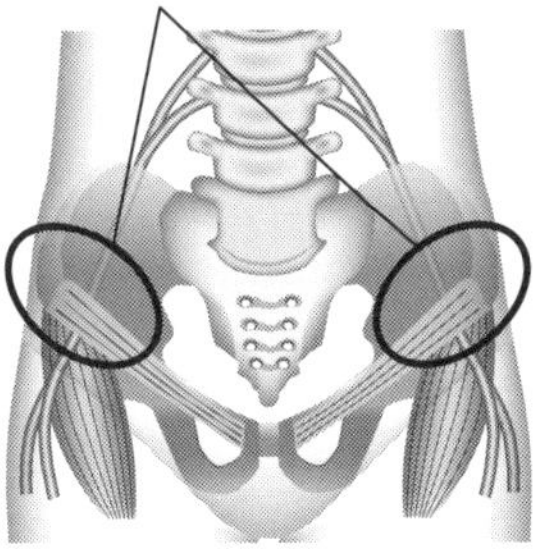

＊押したりたたいたりするテストを行うとその神経が支配する範囲に痛みが現れることを「チネル様兆候」という。

Q 119 外側大腿皮神経障害は、どのように治療しますか？

コルセットやきつい下着などが原因の場合は着用を見直し、そのうえで、鎮痛薬の内服と、局所麻酔薬のブロック注射を行い、痛みやしびれの軽減を図ります。こういった保存療法で、60～90％の人に症状の改善が見られます。

ブロック注射を行うさいは、時に外側大腿皮《がいそくだいたいひ》神経の近くを通る大腿神経に麻酔薬が及び、一時的に足がマヒすることもあるので、注意が必要です。

以上のような治療を行っても、症状に改善が見られない場合は、手術が検討されます。手術は「神経剥離《はくり》術」といって、神経と神経を絞扼《こうやく》（締めつけ）している周囲の組織を切り離すことで、神経の締めつけを解消し、症状を軽減する方法です。我々のグループが行っている局所麻酔下の手術は、患部を数㌢切開して行う体に負担の少ない方法ですが、術後の経過観察のため、数日の入院が必要となります。

（岩本直高）

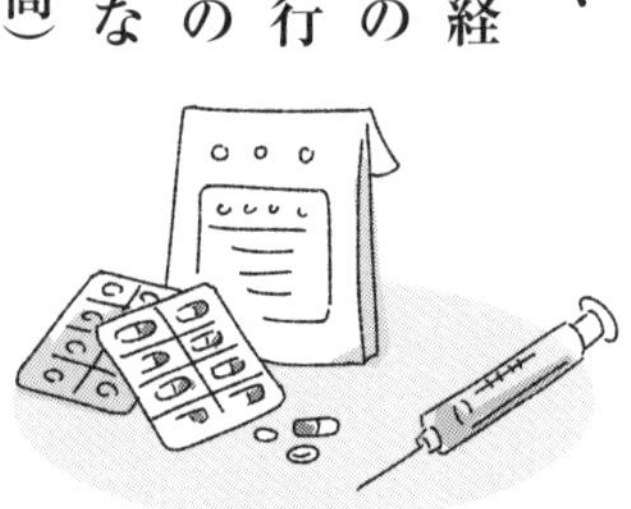

第11章

むずむず脚症候群からくる足裏の痛み・しびれについての疑問5

Q120 足裏や太もも、ふくらはぎがむずがゆくて夜によく眠れません。何かの病気でしょうか？

日中は気にならないのに、夜になると脚《あし》（足裏や太もも、ふくらはぎ）がむずがゆかったり、うずくような不快感があったりして、じっとしていられない。こういった症状は「むずむず脚症候群」（正式名称はレストレスレッグス症候群）の特徴です。「むずむず」「チリチリ」など不快感の表現のしかたは人によってさまざまですが、皮膚表面ではなく、不快感が脚の奥からくるという点が共通しています。たまに起こるだけなら生活に大きな影響はありませんが、頻繁に起こると睡眠不足になり、日中の活動や精神にも悪影響を与え、高血圧や心臓病などの病気につながる恐れもあります。

日本における推定患者数は200〜400万人、男性より女性のほうが1・5倍多いといわれています。むずむず脚症候群は、一次性のもの（特別な原因がなく突発的に起こる）と、ほかの病気などから起こる二次性のものとがあります。

むずむず脚症候群は睡眠障害の一種です。診断や治療は、睡眠障害の専門医や睡眠障害を扱う精神科・神経内科を受診するといいでしょう。

（井上雄一）

Q121 「むずむず脚症候群」は、なぜ起こるのですか？

原因はまだはっきりとはわかっていませんが、さまざまな研究から、発症に大きく影響するのは、「ドーパミン調整機能の障害」と「鉄欠乏」と考えられています。神経伝達物質の一つであるドーパミンを調整する機能が障害されると、脳が脚《あし》の不快感を抑えられなくなり、脚を動かさずにいられなくなります。脳内でドーパミンが作られるさい、鉄分が必要なので、鉄不足もドーパミン調整機能に関係します。そのほか、ホルモンバランスの変化、腎《じん》機能の低下など、複数の原因が重なって発症することも少なくありません。

鉄不足ではなく、ほかの病気もないのに発症する一次性のむずむず脚症候群の場合は、なんらかの遺伝子が関与している可能性もあると考えられ、研究が進められています。

（井上雄一）

むずむず脚症候群の発症

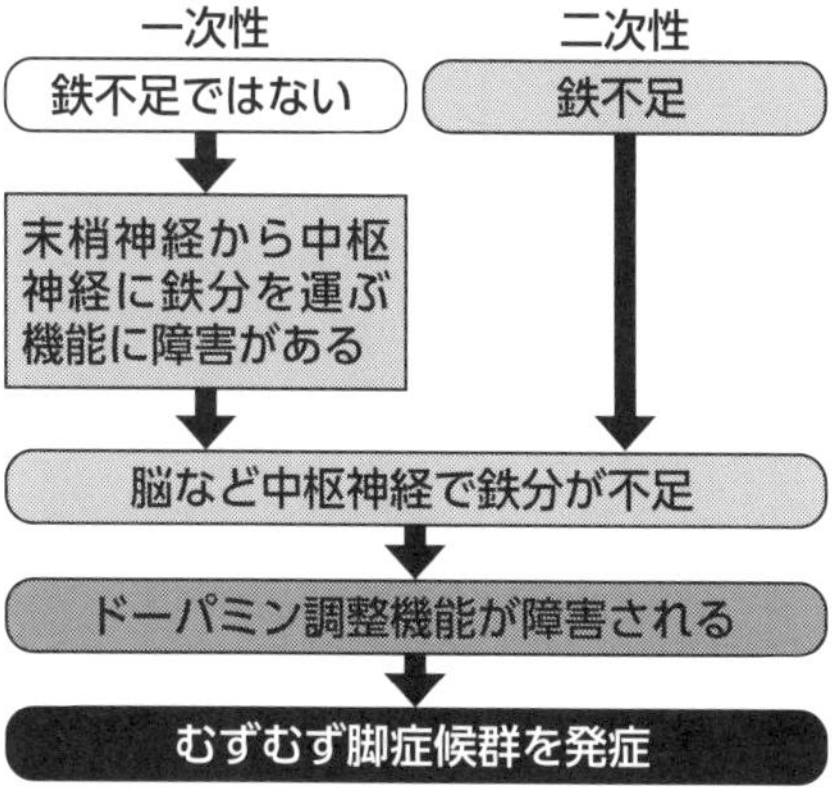
一次性
二次性
鉄不足ではない
鉄不足
末梢神経から中枢神経に鉄分を運ぶ機能に障害がある
脳など中枢神経で鉄分が不足
ドーパミン調整機能が障害される
むずむず脚症候群を発症

Q 122 むずむず脚症候群は、どう診断しますか？

まず、家族歴（家族に同じような症状の人がいるか）、不快症状の具体的な内容や状況、起こる時間帯などを問診で確かめます。また、不快症状の原因になる可能性がある薬（抗うつ薬など）を飲んでいないか、ほかに病気がないかなどを聞き、似た症状が起こるほかの病気との鑑別診断をします。そのうえで、①脚《あし》を動かさずにいられない強い欲求があるか、②安静にしていると症状が現れるか、③脚を動かしていればらくになるか、④日中より夜に症状が強くなるかという4点について確認し、すべて当てはまっていれば、むずむず脚症候群と診断されます。

必要に応じて検査を行うこともあります。血液検査で鉄不足を調べるほか、終夜睡眠ポリグラフ検査（睡眠中の脚など体の各部位の動き、脳波、眼球運動、あごの筋電図、呼吸、心電図を記録する）や、下肢《かし》静止検査（SIT。電極を取りつけ、60分間安静にして座り、脚の不快感の強さや頻度を調べる）、アクチグラフ（腕時計サイズのセンサーを足につけてむずむず脚症候群に合併しやすい周期性四肢《しし》運動＊を測定する）などの検査が代表的です。

（井上雄一）

＊睡眠中、無意識に脚などがピクピクと動き、睡眠が浅くなったり途中で起きたりする症状。眠っているため本人は気づかないが、睡眠不足の原因となる。

Q123 むずむず脚症候群は、どう治療しますか？

大きく分けて非薬物療法と薬物療法の2つがあります。症状の軽い人は、非薬物療法で症状が軽減することも少なくありません。

①非薬物療法……原因となっている病気があればその治療を行い、原因となる薬は中止を検討します（主治医や薬を処方した医師との十分な相談が必要）。そのほか、カフェイン、アルコール、刺激物をさけ、禁煙する、鉄分が豊富な食品をとる、安定した上質な睡眠を取る、日中に適度な運動をするといった工夫で、症状の改善を図ります。脚《あし》のマッサージで症状が緩和されるケースもあります。また、症状から注意をそらすといった精神面での対策も効果がある場合があります。

②薬物療法……重症度が中等度以上の人や、軽度でも一時的に症状が強く出る人、非薬物療法では効果がない人は、薬物療法を行います。薬は、鉄欠乏を補う鉄剤、ドーパミンの働きをよくしたり補ったりする薬、抗てんかん薬や鎮痛薬で症状を緩和するものなどを内服します。薬物療法の効果は高く、1種類の薬でも80％、2種類以上組み合わせると90％以上の人の症状を軽減することが可能です。（井上雄一）

Q 124
むずむず脚症候群で、食生活など日常の生活習慣の注意点はありますか？

食生活では、鉄分を多く含む食材を取り入れましょう。特に月経のある女性や、ダイエットなどで食生活に偏りがある人は鉄分が不足しがちです。食品の鉄分にはヘム鉄と非ヘム鉄があり、ヘム鉄のほうが吸収されやすいのですが、どちらもビタミンCといっしょにとると吸収率が高まるので、ビタミンCを多く含む緑黄色野菜や柑橘《かんきつ》類などといっしょにバランスよくとりましょう。

コーヒーやお茶に含まれるカフェインを多くとると、症状が強く出ることがわかっています。また、これらに含まれるタンニンは、非ヘム鉄の吸収率を低下させてしまうので、注意してください。飲酒や喫煙も症状を悪化させることがあるので、できるだけ控えたほうがいいでしょう。

（井上雄一）

鉄分の多い食品例

ヘム鉄	アサリ（水煮）	29.7
	煮干し（カタクチイワシ）	18.0
	豚レバー	13.0
	鶏レバー	9.0
非ヘム鉄	青ノリ（素干し）	77.0
	ヒジキ（干し）	58.2
	焼きノリ	11.4
	ゴマ（炒り）	9.9
	卵黄（生）	6.0
	エダマメ（ゆで）	2.5
	コマツナ（ゆで）	2.1

単位：ミリグラム／可食部100グラム当たり（文部科学省「食品成分データベース」から作成）

足裏の痛み・しびれ
足腰の名医11人が教える
最高の治し方大全

2021年2月24日　第1刷発行
2024年2月5日　第2刷発行

編 集 人　　飯塚晃敏
シリーズ統括　石井弘行　飯塚晃敏
編　　集　　わかさ出版／前薗成美
編集協力　　香川みゆき（フィジオ）
　　　　　　酒井祐次　瀧原淳子（マナ・コムレード）
装　　丁　　下村成子
イラスト　　デザイン春秋会　前田達彦　マナ・コムレード
発 行 人　　山本周嗣
発 行 所　　株式会社文響社
　　　　　　〒105-0001　東京都港区虎ノ門2丁目2－5
　　　　　　　　　　　　共同通信会館9階
　　　　　　ホームページ　https://bunkyosha.com
　　　　　　お問い合わせ　info@bunkyosha.com
印刷・製本　中央精版印刷株式会社

ISBN 978-4-86651-318-8

本書は専門家の監修のもと安全性に配慮して編集していますが、本書の内容を実践して万が一体調が悪化する場合は、すぐに中止して医師にご相談ください。また、疾患の状態には個人差があり、本書の内容がすべての人に当てはまるわけではないことをご承知おきのうえご覧ください。